プライマリケア医の
認知症診療
入門セミナー

編著 小阪憲司（メディカルケアコートクリニック）

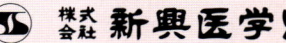
株式会社 新興医学出版社

Medical Approaches to Dementia for Primary Medical Care Physicians

compiled work

Kenji Kosaka

Medical Care Court Clinic

© First edition, 2011 published by
SHINKOH IGAKU SHUPPAN CO., LTD TOKYO.
Printed & bound in Japan

執筆者一覧

■編集
小阪　憲司　　メディカルケアコートクリニック院長

■執筆（執筆順）
朝田　　隆　　筑波大学臨床医学系精神医学
柴田　展人　　順天堂大学医学部精神医学教室
新井　平伊　　順天堂大学医学部精神医学教室
川勝　　忍　　山形大学医学部精神医学講座
松原洋一郎　　順天堂大学医学部附属順天堂東京江東高齢者医療センターメンタルクリニック
伊藤小佳子　　順天堂大学医学部附属順天堂東京江東高齢者医療センターメンタルクリニック
一宮　洋介　　順天堂大学医学部附属順天堂東京江東高齢者医療センターメンタルクリニック
小田原俊成　　公立大学法人横浜市立大学附属市民総合医療センター精神医療センター
小阪　憲司　　メディカルケアコートクリニック院長
井関　栄三　　順天堂大学医学部附属順天堂東京江東高齢者医療センターメンタルクリニック
森　　秀生　　順天堂大学医学部附属順天堂越谷病院神経内科
河上　　緒　　横浜市立大学医学部精神医学
都甲　　崇　　横浜市立大学医学部精神医学
水上　勝義　　筑波大学大学院人間総合科学研究科精神病態医学分野
川畑　信也　　社会医療法人財団親和会八千代病院神経内科
福井　俊哉　　昭和大学横浜市北部病院内科（神経）
池田　　学　　熊本大学大学院生命科学研究部脳機能病態学分野（神経精神科）
三山　吉夫　　社団法人八日会大悟病院老年期精神疾患センター

橋本　　衛	熊本大学医学部附属病院神経精神科
天野　直二	信州大学医学部精神医学講座
池田　研二	香川大学医学部炎症病理学
葛原　茂樹	鈴鹿医療科学大学保健衛生学部医療福祉学科
森　　　敏	滋賀県立大学人間看護学部
野崎　一朗	公立能登総合病院神経内科 金沢大学大学院医学系研究科脳病態医学講座脳老化・神経病態学（神経内科）
山田　正仁	金沢大学大学院医学系研究科脳病態医学講座脳老化・神経病態学（神経内科）
森山　　泰	医療法人財団青溪会駒木野病院精神科
三村　　將	慶應義塾大学医学部精神神経科学教室

序　文

　わが国はすでに超高齢社会にあり、現在でも認知症患者はごく軽度例を含めると270万に達すると推定され、まだ当分は高齢化が進むため近い将来には300万人を超えることが予想される。

　認知症の原因は多種多彩であり、認知症は高齢者のみならず、より若年の人にも発症するが、高齢者に圧倒的に多いことはご承知の通りである。一方、認知症の専門医は少なく、わが国ではまだ1000人あまりにすぎず、県によっては数人しかいないところもある。したがって、認知症の患者さんを診るのはプライマリケア医であることが圧倒的に多いと思われる。多くのプライマリケア医は日ごろの臨床の中で多かれ少なかれ認知症患者を診ているはずであり、診ざるを得ないと思われる。

　この本は、日ごろの診療に役立つように、主な認知症をプライマリケア医に知ってもらうために、各専門家が具体的に症例をあげ、診断や治療や対応策についてわかりやすく解説したものである。とくに三大認知症であるアルツハイマー型認知症、レビー小体型認知症（認知症を伴うパーキンソン病を含む）、血管性認知症、さらにより若年に多くこれらに加えて四大認知症に数えられる前頭側頭型認知症に焦点が当てられているが、その他の重要な認知症疾患も加えてある。項目によっては、プライマリケア医にはそこまでは要求されないような内容も含まれていると思われるが、一応この程度は知っておいていただきたいと思われることが記載されていると思う。ご自分の限度をわきまえたうえで、診断や治療や対応に困られた場合には早いうちに気楽に認知症のサポート医や専門医に相談または紹介されて、患者さんやそのご家族がよりよい医療を受けられるように心がけていただきたい。

　この本に記載されている程度の認知症の診療を行うには専門医でもかなり時間を要することである。しかも、認知症診療には、診断・治療をすればよいというだけではなく、種々の対応が必要であり、医療のみで終わるものではない。医療・福祉などの連携のもとにその経過を長く追っていく必要がある。それら

をうまく行うには、やはり早期に発見し、正しい診断と治療を含む早期の対応がまず必要である。

　この本がプライマリケア医の先生方の日ごろの診療の座右となり、役立てていただけることを願っております。

平成23年9月

小阪　憲司

目　次

CASE 1 「さっきのことなのにすぐに忘れる」と訴え、35年続けた茶道師匠も止めてしまった症例
　　　　　　　　　　　　　　　　　　　　　　　　　朝田　隆　1

CASE 2 徐々にもの忘れが目立つようになり、意欲低下や情動の不安定さを訴えるようになった症例
　　　　　　　　　　　　　　　　　　　　柴田展人、新井平伊　14

CASE 3 もの忘れと仕事上のミス、イライラ感で休職した症例
　　　　　　　　　　　　　　　　　　　　　　　　　川勝　忍　24

CASE 4 もの忘れが目立ち、着替えも上手にできなくなった症例
　　　　　　　　　　　　　　　　　松原洋一郎、伊藤小佳子、一宮洋介　35

CASE 5 もの忘れ、不安感とともに「貴重品を盗まれる」と訴える症例
　　　　　　　　　　　　　　　　　　　　　　　　小田原俊成　47

CASE 6 意欲低下、抑うつ傾向が目立ち、「トイレに人がいる」「私に無断で人が家にいる」などと訴える症例
　　　　　　　　　　　　　　　　　　　　　　　　　小阪憲司　56

CASE 7 健忘と易転倒性に加え、「虫が這っている」「椅子に子供が座っている」などと訴える症例
　　　　　　　　　　　　　　　　　　　　　　　　　井関栄三　65

CASE 8	転びやすく、動作が遅くなり、さらに「知らない子供がいる」と訴えるようになった症例
	小阪憲司　75

CASE 9	パーキンソン病と診断され、治療中に幻視が出現し、その後認知機能の低下もみられた症例
	森　秀生　79

CASE 10	脳梗塞発症から数年後に感情の起伏が激しくなった症例
	河上　緒、都甲　崇　88

CASE 11	脳梗塞の既往があり、易怒性、攻撃性が目立つようになった症例
	水上勝義　99

CASE 12	くも膜下出血後に行動障害、易怒性、理解力の低下が出現した症例
	川畑信也　109

CASE 13	仕事の能率低下とミスの増加を自覚し、上司が受診を勧めた症例
	福井俊哉　122

CASE 14	過食、嗜好の変化など食行動異常で発症し、次第に意欲低下、こだわりが強くなったが、受診理由を尋ねると「特に困ることはない」と淡々と答える症例
	池田　学　133

CASE 15	言葉が出にくくなった、同じ言動を繰り返す、徘徊が目立つなどの精神症状が発症して、1年以内に上肢の筋力が低下し、嚥下困難が加わってきた症例
	三山吉夫　140

CASE 16 言葉の出にくさと性格・行動の変化を認める初老期症例
………………………………………………………………橋本　衛　147

CASE 17 パーキンソン症状で始まり、自分本位な性格変化とともに頸部が後ろに反り、眼球が固定気味になった症例
………………………………………………………………天野直二　157

CASE 18 手先が不器用になり、徐々に運動障害が進行する症例
………………………………………………………………池田研二　166

CASE 19 舞踏運動から始まり、徐々に意欲低下、記憶障害が出現した症例
………………………………………………………………葛原茂樹　175

CASE 20 歩く時のバランスが悪く、軽いもの忘れがあり、時に尿失禁が見られる症例
………………………………………………………………森　敏　186

CASE 21 書字障害を初発として、のちに記憶障害などが出現した症例
………………………………………………………野崎一朗、山田正仁　196

CASE 22 交通事故後に、前頭葉機能障害と記憶障害を中心とした進行性知能低下を呈した症例
………………………………………………………………福井俊哉　207

CASE 23 連続飲酒後に急性に認知症症状が出現した症例
………………………………………………………森山　泰、三村　將　216

索　引 ……………………………………………………………………223

CASE 1
「さっきのことなのにすぐに忘れる」と訴え、35年続けた茶道師匠も止めてしまった症例

- 【症例】73歳、女性

- 【主訴】
  さっきのことなのにすぐに忘れる。

- 【既往歴】
  軽度の糖尿病を指摘されている以外には特記すべきものはない。

- 【現病歴】
  家族歴に特記なし。夫は会社員で、本人は専業主婦の傍ら茶道の教室を35年間も続けてきた。しかし昨年「もう面倒になった」と教えることを止めてしまった。

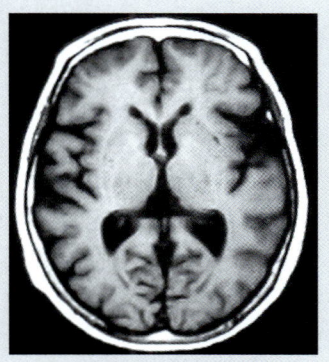

図1　症例の大脳MRI所見
（側頭葉で萎縮を認める以外に特記すべき所見なし）

主症状は意欲の乏しさ、もの忘れ。付き添いの夫によれば、「1年くらい前から忘れっぽいのです。最初は年のせいかな、自分と同レベルだなと思っていたけど、ときどき同じことを3、4回も繰り返し尋ねたり、1ヵ月前に一緒に行った温泉への旅行の一部の記憶がすっかり抜け落ちていたりするので心配になって来ました。」とのことであった。

夫によれば、「ずっと家庭は平和で、本人は穏やかだが社交好きな人でした。それなのに突然35年も続けて大きな生き甲斐だったお茶の先生も止めてしまった。最近では活気のなさが目立ちます。もっとも抑うつ気分や悲しそうな様子はないのです。それに、何についても煩わしそうです。料理のレパートリーが減っているし、同じようなもの、それも簡単なものばかり作っている。買い物も煩わしそうで、最近では私が率先して誘わないと行こうともしなくなりました。」とのことであった。さらに続けてこう話した。「今回来ましたのは、先日ある

事件が起こったからです。先週の日曜日に文京区に住む長男のところで初孫が生まれたので、その祝いを持って出かけたのです。このときにビックリすることが起こりました。上野駅に着いたときに、自分が何処に行くのかわからなくなったというのです。公衆電話から電話をかけてきたので本当に驚きました。」

　こちらから夫に尋ねてみると、近所付き合いなどは大過なくやれており、幻覚や妄想、あるいは意識レベルの易変動を思わせる症状などはないとのことであった。

　本人は何となく自信がなさそうに、このように説明する夫のほうを向いていた。本人に尋ねても、答えはするもののすぐに夫を振り返って、「代わりに答えて」とでも言いたそうな様子が見て取れた。もっとも本人は、身体面では問題なく、糖尿病のコントロールも良好だと言われていると述べた。そしてこの半年、もの忘れ症状は進行性に悪化しているのではないかとも語った。その一方で、「お父さんはちょっと大袈裟じゃない、私はそんなに忘れないと思うよ」とも述べた。

　本人の意識は清明で、礼節は保たれ、問診への協力性はよい。Mini - Mental State Examination（MMSE）を施行した。結果は、30点中28点（遅延再生－2点のみ）であった。

Q1 ここで尋ねるべきはどれか。

1. 日常生活動作における支障
2. 判断力や計算・書字の能力
3. 悪いのは最近の記憶か過去の記憶か
4. 近所との付き合いぶり
5. 記憶障害以外の認知症状

お答えします

①から⑤のすべてを尋ねるべきである。というのは、ここまでの診察状況からは、生活レベルにおける大きな障害はないと思われるので、認知症とは言えない。以下に示す軽度認知障害（Mild Cognitive Impairment：MCI）が考えやすいからである。わが国でもっとも用いられるMCIの基準は、Petersenらによって定義されたものである。次に示すように、これは本来記憶障害に重点が置かれた診断基準である。

- 主観的なもの忘れの訴え
- 年齢に比し記憶力が低下（記憶検査で平均値の 1.5 SD 以下）
- 日常生活動作は正常
- 全般的な認知機能は正常
- 認知症は認めない

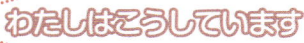
わたしはこうしています

まず認知症でないことを確認する。つまり本人および同居家族から日常生活の実態を詳しく聴取し、後天的に認知機能が進行性に低下し生活機能に支障をきたしているか否かをチェックする。つまり身体機能や年齢などを勘案して自立した社会・家庭生活が営めているか否かをみる。そこでは、以下に具体的に述べる道具的ADL（IADL）の能力が重要である。こうして認知症はないと判断されたら、以下に示す個々の

認知機能（代表的には、記憶：主にエピソード記憶と論理記憶、言語機能、遂行機能、視空間機能、推論、注意の能力）を評価する。

なお判断力や計算・書字の能力、あるいは近所との付き合いぶりを尋ねれば生活機能障害の概要がわかるだろう。また多くの場合MCI状態で悪いのは最近の記憶であって、過去の記憶は保たれている。さらに自覚的な記憶障害の有無については必ずしも実際の記憶の能力と相関するものでもない。

Q2 このような状態でみられがちな症状でないのはどれか。

1. 置いた場所、しまった場所を忘れる
2. 今何をしようとしていたかわからない
3. どれくらい前のことかわからない
4. 辻褄を合わせようとして作話になる
5. 睡眠・覚醒リズムの障害

お答えします

⑤だけが違うであろう。睡眠・覚醒リズムの障害は、恐らくはもう少し進んで認知症レベルに至ってから明らかになることが多いと思われる。その他の症状についてはいかにもMCIの時期にみられがちな症状である。なお本例では、35年続けた茶道師匠も止めてしまったとある。このように長年続けていた趣味や活動を止めてしまうこともこの時期にみられがちである。多くの場合、記銘力の低下と意欲の低下（主婦なら本例のように炊事と買い物で気づかれやすい）のいずれもがこのMCIの時期にはみられがちである。

わたしはこうしています

　このMCIのステージでは道具的ADL（IADL）の能力障害が診断上重要である。例えば、近所の店で買い物をして支払いができるか否か、銀行などでATM機器が使えるか、あるいはそれまでやれていた人では携帯電話やインターネットによるEメール交信ができるかどうかなども有用な目安になる。

　さらに**表1**に示すようなさまざまな兆候に留意して具体的に尋ねるとより多くの情報が得られやすい。また**表2**に示したDECOチェックリストなどを用いれば、より詳細に記憶障害の有無と程度がわかるであろう。

　いずれにせよ家族は、テストを用いて患者さんの能力を測定しているのではない。それだけに普段の生活の中での障害を見つけ出そうとする姿勢が求められる。

　可能なら1人の医師ではなく、複数の医療スタッフで面談・観察すれば認知症診断の精度は高まるだろう。

表1　MCI状態で気づかれやすい徴候

Ⅰ．記憶障害
- 直近のエピソードを忘れている
- 同じ質問・話を繰り返す
- 置いた場所、しまった場所を忘れる
- 蛇口・スイッチ・ガス栓の締め忘れ
- 今何をしようとしていたかわからない

Ⅱ．時間の見当識障害
- 日付や曜日がわからない
- どれくらい前のことかわからない

Ⅲ．性格変化
- 猜疑心
- 依存傾向
- 怒りっぽい

Ⅳ．話の理解困難
- とんちんかんな応答
- 辻褄を合わせようとして作話になる
- 少し複雑な話は理解できない

Ⅴ．意欲の低下
- 長年の趣味を止めた
- 物事に対する興味・関心の喪失
- 外出しない

（田北昌史：軽度認知障害；外来診療のこつ．モダンフィジシャン，26：1823-1827, 2006[1]，Hopman-Rock M, Tak EC, Staats PG：Developmental and validation of observation list for early signs of dementia (OLD). Int Geriatr Psychiatry, 16：406-414, 2001[2] を用いて作成）

表2　DECOチェックリスト

それぞれの質問に対して、ご自分の現在の日常生活と1年前の状態を比較なさって、2「良くなったかほとんど変わらない」、1「多少悪くなった」、0「とても悪くなった」の3段階で、該当するものを○で囲んでください。

1. 曜日や月がわかりますか。	2	1	0
2. 前と同じように道がわかりますか。	2	1	0
3. 住所・電話番号を覚えていますか。	2	1	0
4. 物がいつもしまってある場所を覚えていますか。	2	1	0
5. 物がいつもの場所に無くても見つけられますか。	2	1	0
6. 洗濯機やテレビのリモコンなど電気製品を使いこなせますか。	2	1	0
7. 自分で状況にふさわしい着衣ができますか。	2	1	0
8. 買い物でお金を払えますか。	2	1	0
9. 体の具合は悪くなっていないのに、不活発になりましたか。	2	1	0
10. 本の内容やテレビ番組の筋がわかりますか。	2	1	0
11. 手紙を書いていますか。	2	1	0
12. 数日前の会話を自分で思い出せますか。	2	1	0
13. 数日前の会話を思い出すのは、難しいですか。	2	1	0
14. 会話の途中で言いたいことを忘れることがありますか。	2	1	0
15. 会話の途中で、適切な言葉が出てこないことがありますか。	2	1	0
16. よく知っている人の顔がわかりますか。	2	1	0
17. よく知っている人の名前を覚えていますか。	2	1	0
18. その人たちの住所や職業を思い出せますか。	2	1	0
19. 最近のことを忘れっぽくなりましたか。	2	1	0

(Ritchie K, Fuhrer R : The validation of an informant screening test for irreversible cognitive decline in the elderly : performance characteristics within a general population sample. Int J Geriatr Psychiatry, 11 : 149-156, 1996[3] より著者訳)

Q3 行うべき検査はどれか。

1. 記憶とくに論理記憶の検査
2. 注意や遂行機能の検査
3. 視空間機能
4. 言語機能
5. 脳画像検査（MRI、CT）

お答えします

これも①から⑤すべてをやるべきだろう。既述のように記憶以外にどのような認知領域を検査すべきかについてのルールはない。しかし実際には、記憶（主にエピソード記憶と論理記憶）、言語機能、遂行機能、視空間機能、推論、注意の能力が検査されることが多い。個々の認知領域について年齢、性別、教育年数を制御した上での平均値から1 SDもしくは1.5 SDを下回っていれば、その機能障害を疑う。もっとも自施設で各テストを標準化するのは困難だろうから、Wechsler Memory Scale-Revised（WMS-R）など標準化がなされている尺度を使えばよい。

なお本症例についても最初に示したが、大きな異常は認めないことを確認する意味でも脳画像検査（MRI、CT）は撮っておくべきである（図1）。

わたしはこうしています

以上の基本とは別に、また長谷川式簡易知能評価スケールやMMSEなどスクリーニング尺度も勿論役立つ。記憶、言語機能、遂行機能、視空間機能、推論、注意の能力検査といっても、これらの認知機能を評価するのにどのテストを使えばいいのかということがよく問題になる。これについてはPetersenも明言していない。しかしもっとも要になると考えられる記憶については、論理記憶が重視され、WMS-Rの論理記憶Ⅱが用いられている。

忘れてならないのは、認知機能に影響し得る身体疾患と薬物などの問題である。まず中枢神経系の疾患であれば何であれ認知症やMCIの原因になり得る。しかしいわゆる症状精神病の原因となる身体疾患であれば、これは確実に診断して、一旦MCIからは除外すべきだろう。このことは各種薬物の副作用としての認知障害についても当てはまる。さらにうつ病、統合失調症、妄想性障害など精神疾患の鑑別の重要性は言うまでもない。

軽度認知障害（MCI）の診断に有用とされるのはどれか。

1. 画像統計解析を用いたSPECT検査
2. 脳脊髄液（CSF）のAβ42
3. 脳脊髄液（CSF）のリン酸化タウ
4. 脳波検査
5. functional-MRI

 お答えします

これについても①から⑤のすべてが当てはまるが、④、⑤は一般的には不要だろう。もっとも①、②、③のいずれも日常臨床のレベルではなく、かなりハイレベルの臨床研究レベルである。MCIや初期ADの画像所見を、視察法で正確に評価するのは難しい。MRI、SPECTともに画像統計解析の利用は不可欠である。後者ではADの初期に類似した所見を認めやすい。脳脊髄液中物質は、ELISAによって定量する方法がされてきた。MCIや初期のAD患者の脳脊髄液において②のAβ42は低下しており、③リン酸化タウについては上昇している。

わたしはこうしています

　現時点でMCIや早期ADの診断にもっとも有用と考えられているのは、脳脊髄液（CSF）バイオマーカーである。またSPECTについては、初期ADにおいて指摘された帯状回後部や楔前部の機能低下は有用でなく、むしろ頭頂葉における低下が予後予測に役立つという報告がある。MRIによる診断法としては、Voxel-based morphometry（VBM）による画像解析が主流になっている。そしてMCI期では、海馬傍回の前方にある嗅内野皮質の萎縮が注目されている。多くの科学技術を用いてMCIを、さらにその前駆状態であるpe-MCIを診断しようとする試みは世界的にもたくさん進行中である。こうしたものには、例えば近赤外線や脳磁図の応用などがある。産学一体で今後のさらなる発展が期待される分野である。

　なおMCIとは本来臨床的、操作的な状態像の概念であって、疾患単位でない。だから固有の神経病理学所見があるわけではなく、さまざまな基礎疾患が存在する。それだけに基礎疾患が何であるのかを明らかにする臨床的・基礎的な努力が不可欠である。

Q5　MCIについて誤りはどれか？

1. 5年以内に約半数が認知症になる
2. 記憶障害のないタイプもある
3. 正常に戻るものもいる
4. レビー小体型認知症の前駆状態もある
5. amnestic MCIの有病率は約5％である

お答えします

①から⑤のすべてが正しい。従来の報告の多くは一見健常と思われ地域で生活する65歳以上の住民を対象にしている。amnestic MCIについての調査結果は多くは3〜5％である。MCIから認知症への進展率については平均値として年間10％とされる。一旦はMCIと診断されても後日の評価で知的に正常と判定されることをリバージョンといい、そのような個人をリバーターと言う。このリバージョン率は、なされた報告が専門機関からかそれとも地域からかによって、かなり異なるが14〜44％と相当多い。後述するように最近MCIは4型に分けられるが、タイプごとに予後が異なるという考え方がある。その中にはレビー小体型認知症へと進むと考えられるものもある。分類ではまず記憶障害の有無により2分する。したがって記憶障害のないタイプもある。

わたしはこうしています

2003年に新たな診断基準が提唱され、記憶とその他の認知機能（言語、遂行機能、視空間機能）の障害の有無によって4つのサブタイプに分類された。まず記憶障害の有無により、amnestic MCIかnon-amnestic MCIかに分ける。さらにそれぞれを単一領域の障害か複数の障害かによってsingle domainかmultiple domainかに分ける（図2）。このような分類の基本としてタイプごとに予後が異なるという考え方がある。amnestic MCI-single domain (aMCI-s) は、アルツハイマー病 (Alzheimer's disease：AD) とうつ病に、amnestic MCI-multiple domain (aMCI-m) はAD、血管性認知症 (vascular dementia：VaD)、うつ病に、non-amnestic MCI-single domain (naMCI-s) はレビー小体型認知症 (dementia with Lewy bodies：DLB) と前頭側頭型認知症 (frontotemporal dementia：FTD) に、そしてnon-amnestic MCI-multiple (naMCI-m) は、DLBとVaDに進む可能性が示唆されている（図3）。

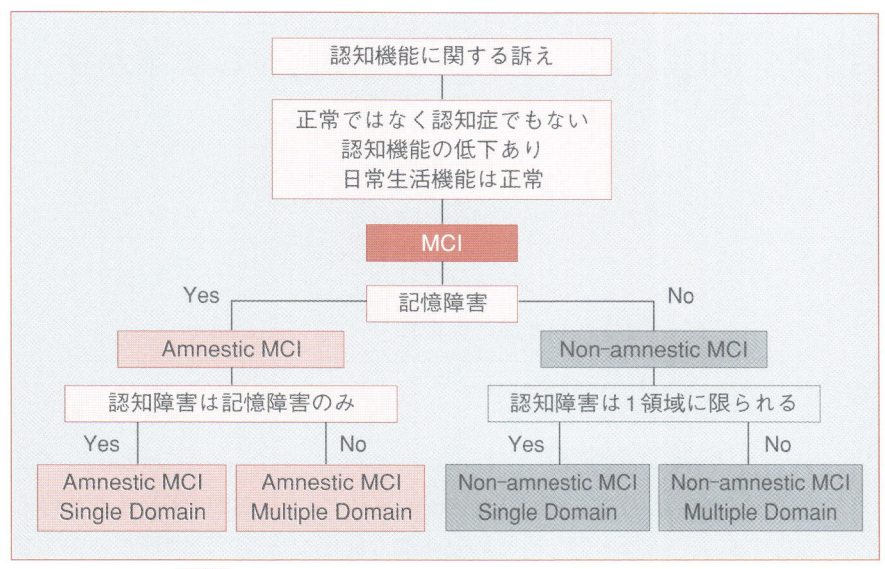

図2　MCIのサブタイプ診断のためのフローチャート

		変性疾患	血管障害	精神疾患	医療上の問題
Amnestic MCI	Single Domain	AD		うつ病	
	Multiple Domain	AD	VaD	うつ病	
Non-amnestic MCI	Single Domain	FTD			
	Multiple Domain	DLB	VaD		

図3　各種のMCIと対応する認知症

AD：アルツハイマー病，FTD：前頭側頭型認知症，DLB：レビー小体型認知症，VaD：血管性認知症

Q6 MCIと判断してから後はどうしますか？誤りはどれか。

1. MCIとは何か、予後も含めて話す
2. 治療はないので経過観察とする
3. コリンエステラーゼ阻害薬を勧める
4. 合併症の評価と治療を行う
5. 介護保険の申請を勧める

お答えします

誤りは⑤である。残りの①から④についてはいずれもあり得る態度である。①は医師としての基本的な態度である。②は怪しいかなと感じる方もあろうが、現時点でのMCIという概念の曖昧さを考えるとこれも悪くはないであろう。もっとも介護保険は時期尚早と思われる。このMCIステージでは恐らくは、要介護にも要支援にも該当しないと判断されるであろう。なおドネペジル投与により1年間だけはアルツハイマー病への進展を低下させることができたという報告があり、③についてもあながち誤りとは言えない。

わたしはこうしています

告知においては、記述してきたMCIの疫学的知見をしっかりと述べることが重要だ。また身体疾患への注目において、基本となるのは、肥満、耐糖能異常、高脂血症、高血圧が集積した病態（メタボリックシンドローム）である。本病態により動脈硬化性疾患の発症リスクが飛躍的に増加する。近年こうした病理とアルツハイマー病の病理につながり・重複があるとされ、注目されている。それだけにこれらの疾患への注目と治療は大切であろう。

なおMCIに対してドネペジルとプラセボ投与の比較でアルツハイマー病へのコンバート率をみたPetersenらの報告では、12〜24ヵ月後のコンバート率がドネペジル投与群で有意に低下していた（コンバートのHazard比が0.42、0.64）。また食品レベルでは、青魚をとり、緑黄色野菜や果物に多いビタミンA、C、Eを摂取することで予防効果があるという報告もある。さらに多くの疫学研究で注目されてきたウォーキングなどの運動を勧めることは重要ポイントだと思われる。

参考文献

1) 田北昌史：軽度認知障害；外来診療のこつ．モダンフィジシャン，26：1823-1827，2006.
2) Hopman-Rock M, Tak EC, Staats PG : Developmental and validation of observation list for early signs of dementia (OLD). Int Geriatr Psychiatry, 16 : 406-414, 2001.
3) Ritchie K, Fuhrer R : The validation of an informant screening test for irreversible cognitive decline in the elderly : performance characteristics within a general population sample. Int J Geriatr Psychiatry, 11 : 149-156, 1996.

CASE 2
徐々にもの忘れが目立つようになり、意欲低下や情動の不安定さを訴えるようになった症例

- 【症　例】56歳の女性、主婦
- 【主　訴】
  考えがまとまらない、時計が読めなくなった、不安、繰り返し同じことを確かめてしまう。
- 【既往歴】なし
- 【家族歴】
  父親がアルツハイマー病
- 【現病歴】
  54歳ころ、火元の確認などが多くなり、ときに不安感を訴えるようになった。もの忘れも気にするようになり、近医にて頭部MRI検査を行ったが、とくに異常は指摘されていなかった。次第に外出などが億劫となり、定期的に通っていたジムもやめて自宅で過ごすことが多くなった。55歳ころから頻回に探し物をしていたり、待ち合わせの時刻を何度も確かめるようになった。会話も時折辻褄が合わないこともあり、夫が心配するようになった。その後、時計が読めない、旧姓の漢字が書けないなどもあり、自身でも不安を強く訴え、情動不安定なども目立つようになった。もの忘れも急速に進行していたため、56歳時に筆者が担当する認知専門外来に初診となった。
- 【初診時】
  Mini-Mental State Examination (MMSE)：18/30
  見当識障害、短期記銘力障害、計算力低下、視空間認知障害を認める。
  （施行中の動悸、不安感を強く訴えていた。）

【頭部MRI画像（図1）】

水平断：両側側頭葉、頭頂葉優位に中等度の萎縮を認める。
　　　　微小梗塞などの血管性変化は目立たない。
冠状断：両側海馬の軽度の萎縮を認める。

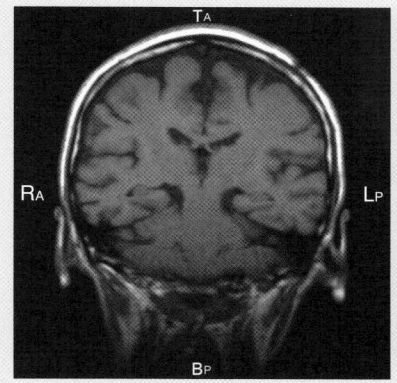
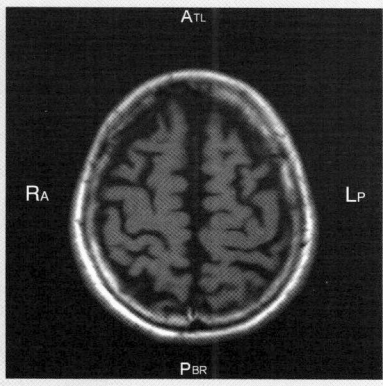

図1　頭部MRI画像

Q1 どのようなことを問診で確認しますか？

お答えします

まず家族が、もの忘れに気づいた時期（発症時期）を確認する。もの忘れが進行しているのか？、それとも一進一退なのか？、も大切な情報である。本人がもの忘れに対して、どのように感じているのかを確認する。早発性（65歳以下の発症）の場合は、家族（とくに二親等以内）に認知症の診断を受けた方がいないかを確認する。現在服用している薬物についても確認しておいたほうがよいと思われる。

わたしはこうしています

アルツハイマー型認知症は、まずもの忘れで発症することがほとんどである。もしくは初期には抑うつ気分、意欲障害なども見られることがある。早発性の患者さんの場合、急速にもの忘れが進行するために、メモをとるなどの確認行動も多くなる。また病状の進行に対して、不安感を強く訴えたり、困惑などもよく経験される。幻覚や妄想、行動異常、パーキンソン症状などが先行している場合は、鑑別の疾患を考える。アルツハイマー型認知症で見られるもの忘れは、進行性である。下記に注意点を示したが、病状に動揺傾向があるときはうつ病なども考慮したほうがよいであろう。本人がもの忘れに対して、あまり気にしておらず、家族が心配しているような場合は、アルツハイマー型認知症の可能性が高いと考えられる。発症時期は、早発性では進行が早いなど、その後の経過を予測する観点からも大切な情報である。

早発性の場合は、家族性に発症していることもある。原因として、アミロイド前駆体蛋白、Presenilin-1,2（プレセニリン-1,2）などの遺伝子変異があげられる。これらは常染色体優性遺伝なので、両親のどちらかがアルツハイマー型認知症の場合は可能性が高いと考えられる。かつて

の医療事情を考えると、認知症の精査、診断などはあまり熱心に行われてこなかったようである。そのため、はっきりとした診断がつかないままお亡くなりになった症例も多いようなので、注意が必要である。

！ここに注意！ ピットホール うつ病（仮性認知症）に注意！
うつ病の患者さんでも認知症様の症状がみられることがある。とくに思考制止が強い場合などは、集中力が低下し、疎通も不十分となる（いわゆる仮性認知症）。これまでにうつ症状の既往の有無を確認することは、非常に重要である。またうつ病症例は、アルツハイマー型認知症に移行しやすいことも報告されている。

Q2 どのような検査を行いますか？

 お答えします

- Mini-Mental State Examination（MMSE）
- 長谷川式簡易知能評価スケール（HDS-R）
- 頭部MRI検査
- SPECT検査
- ウェクスラー成人知能スケール
  （Wechsler Adult Intelligence Scale-R：WAIS-R）
- Neuropsychiatric Inventory（NPI）

わたしはこうしています

　MMSEは比較的短時間で行うことができる。もちろんHDS-Rでもよい。これら問診形式による検査では、患者さんが初対面で緊張している場合があり、注意が必要である。そのような場合には低い点数で終わってしまうこともあり、2、3回目の診察にもう一度施行することもある。

　頭部MRI検査ではとくに冠状断で海馬の萎縮を確認する。またT2強調画像で微小梗塞の程度も確認する必要がある。SPECT検査では頭頂連合野と後部帯状回の血流低下の有無が重要な所見である。また左右差にも注目すべきである。

　初期診断のときには、臨床心理士がWAIS-Rを行う。2時間前後を要すが、さまざまな角度から、中核症状を把握することができる。また従前の教育、社会レベルを鑑みて検討することができるので、認知機能の低下の具合が浮き彫りになる。とくに早発発症の症例の場合は、より従前のレベルとの差異がはっきりする。

　アルツハイマー型認知症の病態は数年で変化する。中核症状についてはMMSEを追うようにしている。一方、周辺症状（Behavioral and Psychological Symptoms of Dementia：BPSD）の評価についてはNPIを用いる。NPIでは主に介護者のストレスを定量化することもできるので、周辺症状の治療にも有用と思われる。MMSE、NPIは、診療の中でできうるものであり、便利なツールである。

！ここに注意！ ピットホール

【神経学的所見の有無について】

　若年で認知症を呈する疾患は意外に多くあり、パーキンソン病、レビー小体型認知症、前頭側頭葉変性症など一般的な変性疾患や、ハンチントン舞踏病、クロイツフェルト・ヤコブ病などのまれな疾患もある。認知症の初期診断は非常に重要である。他科の専門医の見立てをうかがうことも重要である。筆者は精神科医であるので、脳神経内科医の先生方に神経学的所見について、確認をいただくようにしている。

Q3 若年性（早発性）アルツハイマー型認知症の診断、経過についてどのように説明しますか？

お答えします

基本的には患者さん、ご家族（介護者）ともに同席していただいた形でお話する。診断については、認知機能の評価、頭部MRI検査、SPECT検査などを総合的に評価する。WAIS-Rの項目別に説明すると、実生活の場面で感じている症状と一致し、ご家族の理解も得られやすいようである。アルツハイマー型認知症の診断は、病理学的な診断はできないので、除外診断的な色彩が強くなる。早発性の患者さんの場合は、進行が早いことを必ずお伝えするべきである。

わたしはこうしています

早発性の患者さんの場合、初期にはもの忘れがあっても理解力は保たれていることが多いようである。患者さんをはずした形でお話すると、猜疑的になられたり、抑うつ的になられたりすることも多く見受けられる。その後の治療関係のためにも、当初より同席していただくことは肝要と思われる。またアルツハイマー型認知症の診断は早発性の患者さんにとっては非常に重いものであると考えられ、可能な限り、十分な時間をとって、お話するように心がけている。抑うつ的な病状から、自殺念慮などの出現も危惧されるため、その点もご家族に注意するようお伝えしている。

アルツハイマー型認知症の原因については、いわゆる'アミロイドカスケード仮説'と説明している。現状の診断技術では、アミロイドの病理までは確認できないこともお伝えしている。また、タウ、神経原線維変化についてはあくまでも二次的な変化であろうと、お伝えしている。アルツハイマー型認知症の診断には、さらに言えばアミロイドPETなども重要であるが、その有用性には限界もあり、また実施できる施設も限定さ

れている。患者さん、ご家族のご要望が強い場合には考慮するが、今のところ一般的ではないと説明して、ご理解をいただくようにしている。

Q4 処方はどのようにしますか？

お答えします

本症例のように、あまり周辺症状が目立たないようであれば、中核症状に対して、まずドネペジル3mg/朝1回の処方から開始する。その後、一般的な副作用（アレルギー反応、薬疹など）がないようであれば、二週間後に5mg/朝1回に増量する。

わたしはこうしています

ドネペジルをどの段階から開始するかという点については、議論がある。これまでの研究から、軽度認知障害（Mild Cognitive Impairment : MCI）レベルから開始することの有用性が多く報告されている。MMSE 26～27点前後の前向き研究でも、導入することが推奨されている。早発性の症例では進行が早いことが予測されるため、可能な限り早い段階からの導入をお勧めしている。

ドネペジルで頻度の高い副作用としては、身体面では嘔気、下痢がある。ときに整腸剤などを併用する。ときには止瀉薬（下痢止め）としてロペラミドなどもやむを得ず継続する場合もある。しかしむしろイレウスを惹起する場合もあるので、十分注意する必要がある。食欲不振などがある場合にはスルピリド25～50mg/日を併用することもある。精神面では不眠、易刺激性の亢進などがよく経験され、ときに焦燥などに至ることもある。不眠の対策としてはゾルピデム、エチゾラムなどを併用

し、易刺激性の亢進や焦燥感などが見られる場合はリスペリドン0.5〜2.0mg/日もしくはクエチアピン25〜100mg/日など少量の非定型抗精神病薬を併用する。クエチアピン、オランザピンなどは糖尿病がある場合には併用禁忌である。また投与を開始した後に、耐糖能異常が惹起される場合もある。そのため、投与中は定期的に血糖測定を行う必要があるが、筆者は3〜6ヵ月を目安に測定している。感冒などを契機に、急速に高血糖症状を呈することもあるため、注意が必要である。

！ここに注意！ ピットホール

早発性の症例では、認知機能が低下してきても身体的には頑強な方も多く見受けられる。徘徊などが出現してくると、ご家族の介護の負担は非常に重くなってくる。現在はGPS機能つきの携帯電話なども積極的に使いながら、事故に至ることを未然に防ぐこともお勧めしている。

最近では、BPSDに対して非定型抗精神病薬を用いることは一般的にはなってきているが、未だ保険適応は認められていない（原則的には統合失調症のみが適応疾患である）。そのため、患者さん、ご家族に十分説明し、同意を得てから使用しなくてはならない。とくに早発性の場合、失調症状、痙攣、ミオクローヌス、失神発作、などの認知症状以外の神経学的症状の出現も報告されている。上記のような低容量で効果が見られない場合や、過鎮静、パーキンソン症状などの副作用が出現するような場合には、専門医に早めに紹介したほうがよいであろう。

Q5 社会資源として利用できるものは？

 **お答えします**

- 介護保険
- 障害者自立支援法
- 精神障害者福祉手帳
- 障害年金

 わたしはこうしています

　早発性の症例の場合、病状の変化が大きく、BPSD が急速に悪化することも考えられる。ご家族に時間の余裕のあるときに、なるべく早くに介護保険の申請、その後要介護認定を受けることをお勧めしている。

　障害者自立支援法を利用することにより、外来診療費が一部もしくは全部補助される。認知症治療薬は薬価が高いことがある。長期に服用することを考え、早めに申請したほうがよいと思われる。

　精神障害者福祉手帳は等級によるが、税制上の控除が優遇されたり、交通機関の割引の適用を受けることができる。

　障害年金も、1～3等級があり、アルツハイマー病と診断を受けていれば、年金が受給できる可能性がある。

！ここに注意！ピットホール

　早発性の患者さんの場合、企業などに勤務している場合が多くある。主には大黒柱である男性であるが、最近の日本の現状では女性の場合もある。認知機能低下のために、職場での業務能力が低下し、不当に低く評価されていたり、自主的な解雇に追い込まれることもあるようである。患者さん、ご家族と相談しながら、適宜企業の産業医などに連絡をとることも必要である。

Q6 治験についてどのように説明しますか？

お答えします

- アミロイドワクチン療法
- ガンマセクレターゼモデュレーター

わたしはこうしています

　現在主に日本で行われているアルツハイマー病の治験は、アミロイドワクチン療法、ガンマセクレターゼモデュレーターである。詳細はここでは触れないが、ご希望があるときはご案内している。筆者の知る範囲では、両者ともドネペジルなどのコリンエステラーゼ阻害薬を継続しながら、行うことができるようである。アミロイドカスケード仮説について説明し、治験のメリット、デメリットを説明している。治験にはさまざまな除外規準があり、早発性の症例の場合、認知機能が低下しすぎると、エントリーできなくなる可能性がある。そのため、決断は早いほうがよいだろうとお伝えしている。

CASE ❸ もの忘れと仕事上のミス、イライラ感で休職した症例

【症　例】56歳、男性

【主　訴】
　もの忘れ、計算ができない、イライラしやすい。

【生活歴】
　教育歴は9年。妻子と義父と4人暮し。
　タクシー運転手として30年間勤務してきた。
　性格は真面目、几帳面。

【既往歴】
　50歳より高血圧にて投薬治療を受けている。

【現病歴】
　X－1年、55歳頃より、もの忘れや一日の売り上げの集計に時間がかかるようになったことを同僚に指摘されるようになった。家庭では、物の置き忘れがあったが、さほど目立った変化ではないと考えられていた。56歳、もの忘れはより目立つようになり、道順を間違えたり釣銭の計算を間違うなど仕事にも支障をきたすようになった。また、人と話をするのが億劫となり、家庭でも口数が少なくなったという。また、イライラ感も強くなり、タバコの本数が20本から60本/日に増えた。X年3月、かかりつけ医の紹介で、A総合病院神経内科を受診した。改訂長谷川式簡易知能評価スケール（HDS-R）で23/30点、神経学的には異常なく、脳MRI検査でも明らかな大脳萎縮や虚血性変化はないと判断された（図1）。しばらく休職して様子をみることになり、5月の時点で、イライラ感は消失したが、認知症の可能性の有無、職場復帰の可否について検討してほしいということで当院を紹介され受診した。
　妻の話では、仕事を休む前は疲れている様子でほとんど口もきかず、イライラした様子であったが、休職後は、一日中寝ていることが多か

った。ようやく最近、普通になったという。しかし、食事の際、自分のおかずを食べたのを忘れて、義父にばかりおかずをつけて自分にはないと不機嫌になり大声を出したり、置き忘れたものを、義父が盗ったと言い、けんかになることがあった。

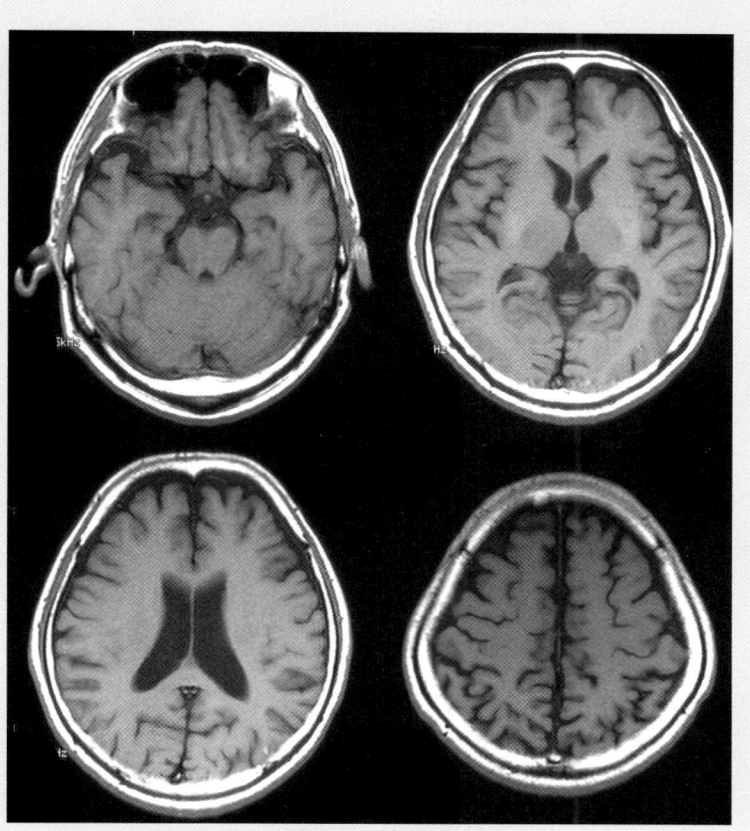

図1　症例のMRI、T1強調画像
側脳室下角の軽度拡大、頭頂葉の軽度萎縮を認める。

【初診時所見】

　HDS-Rは、24/30点、日時および場所の見当識はほぼ良好で、遅延再生は4/6点、5物品記銘は3/5点で軽度低下、100－7は93の1回のみ可能、数字の逆唱も3桁しかできなかった。Mini-Mental State Examination（MMSE）では、21/30点で、計算障害、図形模写の障害、書字障害を認めた。診察には協力的だが、不安、緊張が強く質問を聞き直したり、答えられないと申し訳ありませんと何度も謝った。食欲や睡眠は良好である。仕事のことを考えると心配になるというが深刻味はない。神経学的には、歩行はスムースで、脳神経系の異常や四肢の麻痺などはなく、筋固縮や振戦もなかった。

Q1 もっとも考えられる診断は？

1. うつ病
2. 前頭側頭型認知症
3. レビー小体型認知症
4. アルツハイマー型認知症

お答えします

記憶障害に加えて、視空間認知障害、計算障害、構成障害などの大脳後方の症状が進行性であり、仕事にも支障をきたしていることから、アルツハイマー型認知症がもっとも考えやすい。易怒性やタバコの喫煙量が増えるなどの行動面の異常もあるが、前頭側頭型認知症における人格変化や行動異常と言えるほどのものではなく、アルツハイマー型認知症の範疇のものである。幻視やパーキンソン症候群もなく、レビー小体型認知症もすぐには考えられない。うつ病との鑑別については後述する。

わたしはこうしています

HDS-RやMMSEは、ベッドサイドでできる知的機能のスクリーニング検査なので、問診の際にはできるだけ自分でも患者さんに聞いてみることが大切である。心理士に検査してもらった場合でも、点数だけで判断してはいけない。その答え方や態度、間違え方を把握することが診断に非常に重要である。認知症の診察の仕方がわからないとおっしゃる先生が多いが、病歴聴取とHDS-RやMMSEの一部を利用した問診が基本となる。ただし、大抵の患者さんは認知機能を検査されることをいやがるため、いきなり質問するのではなく、病歴聴取のなかで、「前回、○○先生のところに行かれたのはいつでしたか」などエピソード記憶の障害を確認できる質問をして、うまく答えられなかった場合に「忘

れて困るようなことはありませんか」などと聞くと、「そういえば忘れますね」など合わせてくる場合が多い（取り繕い）ことを利用して、「それでは、ちょっと聞いていいですか？今日は何月何日か覚えていらっしゃいますか？」などと話の流れの中で聞きながら、その上で、次に必要な検査を考えていく。

早期発症型のアルツハイマー型認知症では、とくに初期には診断がしばしば難しいことから、一度は専門医を受診させた上で、かかりつけ医で治療を継続するかどうか選択するのが望ましい。

！ここに注意！ ピットホール　早期発症型のアルツハイマー型認知症では、男女とも就労中の方が多いので、家庭よりも、仕事上のミスにより職場で気づかれることが多い。また、患者さん本人としても、今までできた仕事がそれまでのような効率でできなくなるため自分でもストレスがたまり、イライラ感、不安感、抑うつ感がよく見られる。これらの精神症状は、しばしばうつ病と誤診されやすく、仕事を休んだり軽減させると改善することも多いことから、やっぱりうつ病だと思われやすく、さらなる診断の遅れにつながる。アルツハイマー型認知症でうつ状態を伴うものという診断分類があるが、深刻なうつ状態は少なく、環境に左右されやすいのが特徴であり、自殺に至るようなことはないと考えてよい。

Q2　さらに必要な検査としては？

お答えします

脳 CT や MRI 検査において、早期発症型のアルツハイマー型認知症では、晩期発症型のアルツハイマー型認知症と異なり、明らかな側脳室下角の拡大や海馬の萎縮の所見を示さないことが、とくに初期には

多い[1]。むしろ、側頭葉から頭頂葉、後部帯状回などの大脳皮質の萎縮が見られることが多い（図1）。診断を確認するための検査として、脳血流SPECTが役立ち、側頭葉から頭頂葉の血流低下や、画像統計解析での頭頂葉と後部帯状回の血流低下が特徴的な所見である（図2）。脳血流SPECTは、各地域の中核病院にはほとんど設置されているので、適宜、連携をとって依頼する。

それとともに、認知機能のより詳細な評価として、ウェクスラー成人知能検査（WAIS）、ウェクスラー記憶検査（WMS-R）がある。この症例では、HDS-RやMMSEでは比較的低下は目立たないが、WMS-Rでは、一般的記憶50未満、遅延再生50未満と低下は明らかであった。

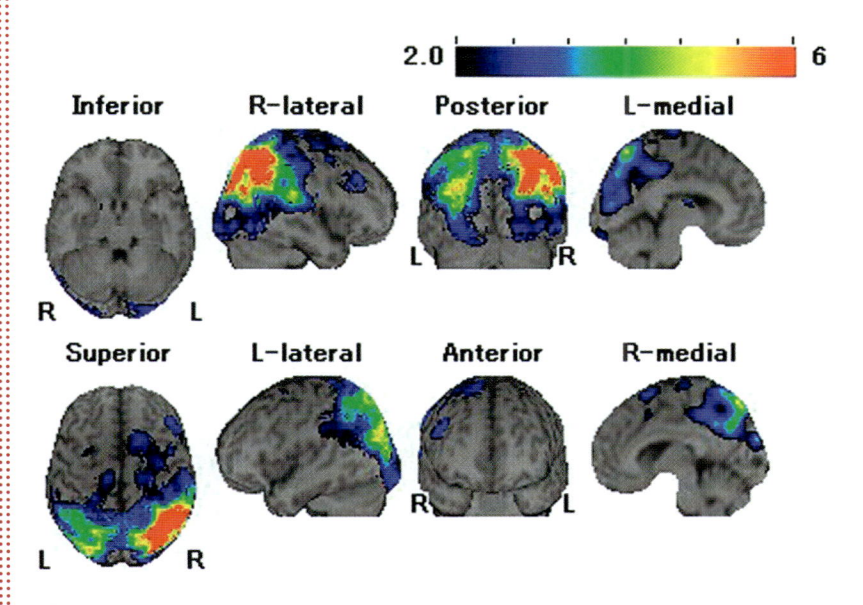

図2　早期発症型のアルツハイマー型認知症の脳血流SPECTの画像統計解析：正常データベースと比較した血流低下度（Zスコア）の脳表投影画像
両側頭頂葉（右＞左）、両側頭頂葉内側部（後部帯状回）での低下が明瞭である。

わたしはこうしています

　本例のように、MMSEで図形の模写が拙劣（視覚構成能力の低下）のような失行、失認症状がある場合、脳血流SPECTでは、頭頂葉の機能低下を反映して頭頂葉の血流低下がみられ（図2）、診断的意義が高い。しかし、検査費用は、3割負担で2万円強とやや高価であるので、患者さんや家族と十分相談した上で施行している。早期発症型のアルツハイマー型認知症では、仕事の継続の可否や福祉的方策を決めるためにも、より正確な診断が必須であり、一度は調べておいたほうがよいと勧めている。

　また、WAIS-ⅢやWMS-Rのようなやや複雑な認知機能検査は、通常、臨床心理士に依頼して行うが、その解釈については、疾患の特徴を踏まえた知識が必要である。とくに、WMS-Rの遅延再生はごく軽症の早期発症型アルツハイマー型認知症でも低下するので、診断の参考になる。

Q3 易刺激性や攻撃性があってもドネペジル投与を開始してもよいのでしょうか。

お答えします

　ドネペジルの副作用として易刺激性、易興奮性、落ち着きのなさ、攻撃性などの副作用がみられる例があることから、これらの症状が、認知症の行動心理学的症状（Behavioral and Psychological Symptoms of Dementia：BPSD）として投与前からある場合、ドネペジルは投与しないほうがよいと考えられがちであるが、そうではない。ドネペジルなどのコリンエステラーゼ阻害薬はBPSDそのものに対しても有効であり、アルツハイマー型認知症の治療のベースとなる薬として使用を継続することが望ましい。それでも治まらないBPSDの症状に対しては、抗精神病薬や抗不安薬、気分安定化薬などを併用する。

わたしはこうしています

易刺激性や攻撃性の理由が、もの盗られ妄想の場合は、記憶障害や認知機能障害が背景にあることから、とくにドネペジルはベースとして入れておきたい。さらに、介護体制などの環境調整を行った上で症状が持続する場合には、保険適応外ではあるが、抗精神病薬（チアプリド25〜75mg/日程度またはクエチアピン10〜75mg/日程度、不十分ならリスペリドン0.5〜2mg/日程度など）を併用する。特別の理由が無く、気分の易変性が理由の場合には、これも保険適応ではないが、気分安定化薬として、バルプロ酸100〜400mg/日程度を併用することが多い。バルプロ酸は、前記の抗精神病薬と違って薬剤性のパーキンソン症候群や過沈静を起こさない点が優れている。また、抗不安薬や睡眠薬を用いる場合も、なるべく非ベンゾジアゼピン系薬剤を選択する。早期発症型では、患者さんが若く体力もあるため、BPSDの治療に、精神科病院での入院が必要になることも少なくない。

Q4 車の運転はどうすればよいか？

お答えします

厳密には、アルツハイマー型認知症と診断されると、道路交通法では欠格事項にあたり運転はできない。軽症のアルツハイマー型認知症の患者さんは、記憶障害はあっても自動車運転の技能そのものは保たれるため運転はできる。それでも、多少とも判断力の低下は伴うため、事故の危険性が増す可能性があり、運転の禁止を検討すべきである。とくに早期発症型の例で、失行、失認を伴う場合は、より運転は危険である。

わたしはこうしています

　車の運転を中止する際には、どうしてもご本人に病名告知をする必要がある。家族と相談し、アルツハイマー型認知症と言ってほしくないと希望された場合には、健忘症候群や軽度認知障害という病名を使っている。実際に、患者さんの運転に家族が同乗してみてどうかも確認するとよい。最近は、75歳以上の高齢者では免許更新時にも認知機能検査がされているが、早期発症型では対象外である。また、患者さん本人が、自分は大丈夫だと言い張る場合もよくみられる。そのような時には、認知機能検査における成績低下を説得の材料として使うとうまくいくことがある。私は、視覚運動機能をみる Trail making test をよく使っている。

　軽症で仕事を選べばまだ就労が可能な状態の時には、通勤には家族の運転で行くか、その他の交通機関を利用するようにする。仕事で車を使う場合は、二人一組の勤務にして運転はしないようにするか、車を使わなくても済む職場内の配置転換を考えてもらう。この症例のように、職業として車を運転する場合には、退職せざるをえないこともある。

Q5 家族から、今後の経過を教えてほしいと聞かれたらどう答えるか。

お答えします

　アルツハイマー型認知症は、ドネペジルなど治療薬により進行を遅らせることはできるが、残念ながら進行を止めたり、回復させたりすることはまだできないので、緩徐に進行していく。その進行の仕方は、多少の個人差はあってかなり画一的なものであり、Functional Assessment Staging（FAST）[2]（**表1**）に示されている病期の順で進行する。早期発症型

の場合、体力がある分、FAST 7の高度の状態に至ってからも長い経過をとり、亡くなられるまでの全経過は10から20年に及ぶ。

表1 アルツハイマー型認知症のFunctional Assessment Staging（FAST）病期分類

FAST stage		特徴
1	正常	主観的および客観的機能低下は認められない。
2	年齢相応	物の置き忘れを訴える。喚語困難。
3	境界状態	熟練を要する仕事の場面では機能低下が同僚によって認められる。新しい場所に旅行することは困難。
4	軽度	夕食に客を招く段取りをしたり、家計を管理したり、買い物をしたりする程度の仕事でも支障をきたす。
5	中等度	介助なしでは適切な洋服を選んで着ることができない。入浴させるときにもなんとかなだめすかして説得することが必要なこともある。
6 a–e	やや高度	6a：不適切な着衣。 6b：入浴に介助を要する。入浴を嫌がる。 6c：トイレの水を流せなくなる。 6d：尿失禁。 6e：便失禁。
7 a–f	高度	7a：最大限約6語に限定された言語機能の低下。 7b：理解しうる語彙はただ1つの単語となる。 7c：歩行能力の喪失。 7d：着座能力の喪失。 7e：笑う能力の喪失。 7f：昏迷および昏睡。

（大塚俊男, 本間 昭：高齢者のための知的機能検査の手引き. ワールドプランニング, 東京, 1991[2] より抜粋）

わたしはこうしています

　　FASTでは病期ごとの臨床的特徴を日常生活面のものとして記載してあるので、具体的で介護者にも理解されやすいので、そのまま表をコピーして説明することもある。また、現在はこの症状が出ているが、次にはこういう症状が出てくるかもしれないと、予想して準備することもできる。

Q6 福祉的な対応として何がありますか。

お答えします

早期発症型のアルツハイマー型認知症は、50歳代前後の働き盛りに発症することが多く、その家族の家計の破綻の問題は深刻である。休職期間は、傷病手当金の給付が行われる。初診から1年6ヵ月を経過し、該当する障害の状態にあれば、障害年金（精神の障害）の申請ができる。精神障害2級なら月額約6.6万円、1級なら同8.2万円の給付が受けられる。また、病状に応じて障害者自立支援の対象になり、通院医療費が軽減される。早期発症型のアルツハイマー型認知症は、65歳未満でも特定疾病に該当するので介護保険の適応になるが、デイサービス等の利用の場合、周りは高齢者がほとんどであるため、早期発症型の患者さんは馴染みにくい点もある。生命保険では、認知症の末期状態は、高度障害に該当する状態になるので、保険金の受け取りが可能となる。この症例でも、高度障害との診断が認められ、住宅ローンの生命保険がおり、ローンが完済された。

> **！ここに注意！ ピットホール**
> 認知機能低下による仕事能力の低下から、職場での評価が下がり、診断を受ける前に、非常勤職員に降格されたり、解雇されてしまっている例もある。できるだけ早期に正しい診断を受けることがその後の福祉的方策をとる上でも重要である。とくに障害年金では、上述したように初診から1年6ヵ月経っていることが必要なので、きちんと医療機関を受診していることが大切である。

参考文献

1) 川勝　忍：4大認知症の画像診断. 精神科治療学, 22：1391-1398, 2007.
2) 大塚俊男, 本間　昭：高齢者のための知的機能検査の手引き. ワールドプランニング, 東京, 1991.

CASE 4
もの忘れが目立ち、着替えも上手にできなくなった症例

- 【症　例】79歳、女性
- 【主　訴】
  (本人)「何て言うんだろうね？　近所の先生に言われて、、、」
  (夫)「もの忘れがひどい、物をしまえない、着替えに時間がかかる」
- 【既往歴】
  60歳頃から高脂血症の治療を受けている。

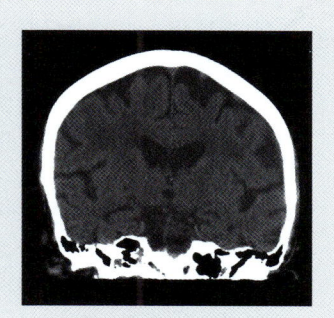

図1　症例のCT画像

- 【現病歴】
  25歳、結婚を機に勤めていた会社を退職し専業主婦となった。一男一女に恵まれるも、子供らは遠方に住んでおり、現在では退職した夫と二人暮らしである。
  76歳頃より、しまった場所を忘れるため探し物が増え、それまで定期的に高脂血症の治療で通っていた近医の予約日も忘れ、通院・服薬が不規則になった。徐々に夫に対して同じことを何度も聞くようになり、次第に日付もわからなくなった。78歳頃より、元来身だしなみには気を使う方であったが、服装などにも無頓着になり、それまで比較的社交的であったが、めっきり外出が減った。79歳、それまで問題なくこなせていた銀行のATMの操作もまったくできなくなり、自宅においては得意であった炊事も米を二回とぐようになり、かかりつけの近医の名前も忘れ、保険証を失くし、買い物、炊事、掃除は夫が行うようになった。着衣にも時間がかかり、裏返しにしてしまい上手にできないようになった。心配した夫が近医に相談したところ、認知症の疑いで当科を紹介され、夫に付き添われ初診となった。高脂血症に対し

てシンバスタチン 5mg を服用中であり、コントロール良好とのことであった。

【主な現症】
　身長 149cm、体重 61kg。
　体温 36.0℃、脈拍 72/分・整、血圧 130/70mmHg（座位）。
　心音異常なし。呼吸音：異常なし。腹部：平坦，圧痛なし，両側下腿浮腫なし。
　不随意運動なし。筋固縮なし。歩行正常。運動失調なし。深部腱反射正常。病的反射陰性。感覚障害なし。
　意識：清明。
　穏やかな応対であったが、質問に対する答えは「あれ」「これ」といった指示語が増え、迂遠であった。病識はなく、夫が「最近、もの忘れがひどく、着替えに時間がかかる」などと話すと「それは違う」とすぐに夫の話をさえぎろうとする。うつ状態は認められず、幻覚もない。

【主な検査所見】
〔一般血液生化学検査〕
　特記事項なし
〔認知機能検査〕
　改訂長谷川式簡易知能評価スケール（HDS-R）：11 点
　Mini-Mental State Examination（MMSE）：14 点
〔画像検査〕
　頭部 CT 上びまん性の大脳萎縮がみられ、とくに前頭葉、側頭葉、海馬において目立っていた。側脳室周囲に低吸収域を軽度認めた。

Q1 もっとも考えられる診断は？

お答えします

　もっとも考えられる診断は、アルツハイマー型認知症（アルツハイマー病；Alzheimer's disease：AD）の晩期発症型である。

　抗認知症薬の開発、介護保険制度の導入などにより、現在の医療レベルにおいても早期に発見できればさまざまな対応が可能になっていることから、介護の専門家や患者家族から認知症の正確な早期診断への期待が高まっている。しかし認知症を発症する疾患は70種類以上と報告されており、臨床現場において認知症疾患の鑑別に苦慮する場合も少なくない。認知症、とくに神経変性性認知症疾患の確定診断は現在でも神経病理学的診断によっているので、ここでいう診断とはあくまで臨床診断である。現段階でのADの臨床診断は除外診断の考え方を基本としているが、臨床診断に際して重要なことは、一つの検査を拠り所にするのではなく、具体的な臨床経過に沿って総合的に判断していくことが大切と思われる。

　症例は記憶障害、とくに「夫に対して同じことを何度も聞く」といった新規記憶の障害により周囲に気づかれる。2年の緩徐進行性の経過とともに次第にめっきり外出が減るといった意欲・自発性の低下がみられ、来院時には着衣も上手にできないといった失行もみられたといえる。この経過は典型的なADの晩期発症型の変性が最初に記憶をつかさどる海馬領域に始まり、意欲・自発性に関与する前頭葉がこれに続き、大脳へびまん性に広がるとする進行過程に概ね一致しており、この症例においては失行もみられたことから、頭頂葉へと広がった経過をたどったといえる。

　一般にADは発症年齢によって、65歳未満で発症する早期発症型と、それ以降に発症する晩期発症型に区分される。本来、発症年齢で機械的に両者を分けられるものではないが、比較的急速に進行し、大脳皮質局在化症状、神経症状を呈しやすい早期発症型に対し、晩期発症型は記憶障害、失見当識、人格・感情の変化が初期からみられるも、大脳皮質局

在化症状、神経症状を呈することは少なく、進行が緩徐なため生理的老化と区別が困難な場合がある。多くは75歳以降に発症し典型的な晩期発症型の経過をとり、それ以前の発症は早期発症型類似の経過をたどることが多い。また、とくに晩期発症型は女性に多い。

画像所見も、一般に初期には臨床症状に比べ大脳の萎縮が軽度であり、進行すると後部側頭・頭頂葉に萎縮がみられ、末期には高度の萎縮に至る早期発症型に対して、晩期発症型は初期から海馬領域に萎縮がみられ、末期に至っても高度の萎縮には至らないことが多いとされ、この症例においては晩期発症型が示唆される。

> **！ここに注意！ ピットホール**
>
> 認知症の診断に関して大切なことは、適切な治療により回復しうるいわゆる treatable dementia（アルコール関連の健忘症候群、せん妄、うつ病および妄想性障害、ビタミンB1欠乏などの代謝性・内分泌疾患、慢性硬膜下血腫や特発性正常圧水頭症などの脳外科的疾患）を除外していくことである。その後、他の神経変性疾患との鑑別を行うわけであるが、その場合MRIに加え、とくに初期診断には脳血流量検査（Single photon emission computed tomography：SPECT）が有用である。陽電子放射断層撮影法（positron emission tomography：PET）もより有用とされるが、現在のところ保険適応外である。また、アミロイドイメージングというPETを用いて脳に沈着するβ蛋白を検出する方法が検討され、注目されている。

Q2 まずどのような処方をしますか？

お答えします

はじめに、ドネペジル 3 mg / 1 x 朝を処方する。

パーキンソン病における L-dopa 補充療法の劇的な成功を受けて、AD でもマイネルト基底核から大脳皮質に投射するアセチルコリン（ACh）系ニューロンが強い変性を生じていることが注目され、1970 年代に ACh 補充療法の概念が生まれた（AD の ACh 仮説）。塩化コリンやレシチンのような ACh 合成の前駆体の補給については有効性が証明されなかったが、アセチルコリンエステラーゼ（acetylcholine esterase：AChE）を阻害する薬物は一定の臨床効果が認められ、わが国で最初の AD 治療薬であるドネペジルの市販に至っている。

> **！ここに注意！ ピットホール**
> 最近ではニコチン性受容体への調節作用を併せ持つ AChE 阻害薬のガランタミンが市販された。さらに貼付剤のリバスチグミン、グルタミン酸作動性神経系作用薬であるメマンチンも市販され、わが国においても AD 治療薬の選択肢が増えている。

Q3 どのように薬の説明をしますか？

お答えします

わが国での 52 週間オープン試験の結果をもとに有効性の根拠を示し、副作用は頻度が多いが軽いものと、頻度は少ないが重篤なものに分けて説明をする。

ADに対するACh補充療法は、患者脳内では必ずしもAChに反応する神経細胞が十分に残存していないこと、ACh作動性ニューロンのみならず、入力を受けている皮質や海馬の標的部位にも障害がみられていることなどから、その効果と限界を十分に認識しておく必要がある。

　軽度および中等度のADにおけるわが国での52週間オープン試験では、投与24週後までは投与前と比較してMini-Mental State Examination（MMSE）の有意な得点の改善が認められ、その変化量がもっとも大きかったのは投与8週後で1.2点の改善であった。その後の経時変化は、投与52週後には投与前と比較してMMSEの有意な得点の悪化が認められた。さらに、投与によって認知機能障害の改善を認める期間中であっても、投与を中止すると数週間でもとの状態に戻るという結果も示されている[1]。

　これらの臨床試験の結果は初期のADに対するドネペジルによる治療が極めて有用であることを示しており、治療開始時期が早いほど患者の社会生活に対する適応を延長させ、介護負担や医療経済面での恩恵も大きいことを示している。また、軽度認知障害（Mild Cognitive Impairment：MCI）からADへの進展を遅延できる可能性も示唆されている。また高度の症例に対する有効性を検討する治験も進められ、現在ではその適応範囲も広がっている。

　重篤な副作用として頻度は少ないものの、コリン系作動薬一般に認められる迷走神経刺激作用による心臓の伝導障害や消化性潰瘍を生ずることがあるため、不整脈や消化性潰瘍の既往がある場合には注意が必要である。また非ステロイド性消炎鎮痛剤（non-steroidal anti-inflammatory drugs：NSAIDs）服用中の場合には、ドネペジルの併用により消化性潰瘍を悪化させることがある。高齢者は腰痛などの疼痛に対して消炎鎮痛剤を服用していることがあるので注意が必要である。精神神経系副作用としては、まれに興奮、不穏、易怒性、幻覚、妄想、せん妄などの出現が報告されており、介護の負担が増加したとの報告がある。

わたしはこうしています

「今日できることを、この先もできるように、もの忘れがひどくならないうちに対策をたてましょう」と服薬の意欲を促す。ただ、基本的に進行を抑制する薬で効果も個人差があることを説明する。効果が得られない場合や副作用を生じた場合には、他の治療薬に変更する、あるいは併用することもできることを付け加える。

Q4 家族への注意事項はどういったものがありますか？

お答えします

せん妄が出現する可能性について言及しておく。

今回の症例は認知症の中核症状を主訴としているが、せん妄を機に初診に至る症例も少なくない。たとえ中核症状を主訴として来院したとしても、早い段階からせん妄が出現することは珍しくない。せん妄は頻度が高く、急激な症状変化を伴うため、転倒・骨折、その他の不慮の事故の原因となるばかりでなく、「急に認知症が進行した」「ドネペジルを始めてから急に悪くなった」などと家族の不安、心理的負担を増してしまう。このためできるだけ早い段階から、せん妄が出現する可能性について言及しておく必要がある。

せん妄は症候群であり、単一の病因が存在するわけではなく単一の治療法は存在し得ない。意識障害により、注意の集中・維持、転導が障害され、しばしば錯覚・幻覚が出現するもので、高齢者の場合は「夜間せん妄」の形をとり周期的にせん妄を繰り返す症例が多い。症状は浮動性であり、環境調整や薬物療法、原因の特定、そしてそれらの原因の除去という一連の作業すべてがせん妄の治療となることが、せん妄への対処

法を複雑にしている。

　せん妄は準備因子（predisposing factors）、誘発因子（facilitating factors）、直接因子（precipitating factors）、の3つの因子が複雑に影響しあい発現するというLipowskiによる提唱が主流となっている[2]。

　① 準備因子

　準備因子はAD、血管性認知症、脳血管障害慢性期などの脳障害による慢性的な中枢神経の脆弱性を指し、高齢もこれに加わる。高齢になるほどせん妄の発症率は高くなる。

　② 誘発因子

　誘発因子はせん妄を誘発しうる要因を指す。急激な環境の変化による心理的ストレス、頻尿や痛みなどによる睡眠の妨害などがこれにあたる。

　③ 直接因子

　直接因子はそれ単一で意識障害をきたしうる要因を指す。とくに高齢者においては抗パーキンソン病薬が問題となる例が多い。また長年の飲酒や習慣的に常用していたベンゾジアゼピン系薬物からの離脱も多い。一般的には精神症状を呈することは少ないとされるが、H2ブロッカーは高齢者においては中枢移行性が上昇し、せん妄の原因となるとの報告もされている。前述のごとくドネペジルの副作用としての報告もある。

わたしはこうしています

　飲酒はもともと依存性が高いものであるし、進行性の経過をたどるADの場合、飲酒量の調整はどんどん難しくなってしまう。そうした場合、アルコール依存症の問題も生じ、予後に大きく影響することが予測される。このため「酒は百薬の長」「お酒が唯一の楽しみ」と家族、本人の理解を得ることが困難な場合があるが、「もし、もの忘れの問題が少しでも生じているのであればやめましょう」と断酒を勧める立場をとっている。

Q5 アルツハイマー型認知症の予防法はありますか？

お答えします

　一般に予防医学は三つの段階に分類される。第一段階は病気の発生そのものを抑える一次予防、第二段階は早期発見と早期治療に努める二次予防、第三段階は発病した病状の重症化を治療やリハビリテーションなどで軽減させる三次予防である。もちろん、一つの医療行為がすべての段階において作用したり、病気のstage分類の境界が臨床場面においては多くの場合あいまいであるため、この分類は明確なものではないが、ADにおいては健常人がADとなることを予防することを一次予防、MCIからADへ移行するのを予防することが二次予防、ADの重症化を予防することが三次予防と考えると簡潔である。

① スタチン

　スタチン服用者、スタチン以外の高脂血症治療薬服用者、未治療の高脂血症患者、コントロール群が比較され、スタチン服用者は認知症の頻度が少ないことが報告され、注目されるスタチンであるが、健常群へのスタチン投与では、診断時期、投与期間に問題があるためか、認知機能に及ぼす影響は確実には証明されておらず、一次予防としての有効性は確立されていない。AD群に対する三次予防としての調査では、軽度から中等度のAD群63名に対する小規模な一年間の調査においては、その有効性が示されたが、最近の大規模なLipitor's Effect in Alzheimer's Dementia（LEADe）studyでは、その有効性が確認できていない[3]。

② ビタミンE（抗酸化算物質）

　ビタミンEやビタミンCなどの抗酸化算物質は認知症のリスクを抑えるという前向きコホート研究の結果も存在するが、結果は一定していない。ADに対する投与、MCIに対する投与においても否定的な報告が多い。また、一日400IU以上の過剰なビタミンE摂取は総死亡率を上げるとの

報告もあり、注意が促される。

③ 非ステロイド系抗炎症薬（NSAIDs）

炎症作用がADの病状の進行に関与することが知られており、前向きコホート研究においても、NSAIDsの服用が認知症のリスクを抑えると報告され、ADの治療薬、予防薬としての効果がNSAIDsに期待されている。しかし、臨床治験においてはADの病状進行、MCIからADへの移行を遅延させたとの証明はなされず、ADの家族歴をもつ70歳以上の非認知症群を対象に行われた大規模な臨床治験においては、他の臨床治験で心血管のリスクが確認され、早期に中止されている。

④ エストロゲン

ADの疫学研究においては、その発症率に性差が存在している可能性が示唆されており、女性症例が男性に対して約1.5～2倍であるとする報告もみられる。この要因としては、女性の閉経後にエストロゲンなどの女性ホルモンの分泌が低下するという女性特有の因子が影響することの可能性が示唆されている。しかし、ADに対する臨床治験においては、その有効性の証明はなされていない。さらには、閉経後の女性に対するエストロゲン製剤の投与はかえって認知症のリスクが上がるとの結果も報告されており、もともと心血管のリスクも確認されていることもあり、臨床応用にはまだ時間がかかりそうである。

以上のようにADの予防に関連する薬物療法では否定的な臨床治験の結果が多いが、近年、高齢者において運動が認知機能に及ぼす影響について肯定的な報告が散見されている。血管性認知症は動脈硬化や高血圧症などの危険因子あるいは基礎疾患の治療により、ある程度の予防や進行の抑制が可能である。ADにおいても高血圧、高脂血症、糖尿病、肥満が危険因子であるという報告が多く、血管性認知症と同様に危険因子あるいは基礎疾患の治療が、予防といった観点から重要であることは言うまでもない。

わたしはこうしています

とくに初期の状態であればデイ・サービスの導入に抵抗する場合が多い。独居であったり介護負担が切迫している場合は、ドネペジルの導入とともに「できることはやっておきましょう」と、予防の観点から、理解を促すようにしている。

Q6 病名告知をどうしますか？

お答えします

診断された病態や病名については、その後に開始される治療導入のためにも、患者が告知を望まないとか認知症が進行した段階にあるなど告知が不適切な場合を除いて、家族のみならず患者にきちんと説明すべきである。認知症の告知に関しては多くの論議が国内外で行われており、まだ確立した形での結論には至っていないと思われるが、告知をすることによって治療への動機づけになり、また、医師・患者・家族関係の連携を強固にするものとなり得るため、治療開始前の重要な医療行為として捉えるべきであろう。

ここに注意！ ピットホール

たとえ広義の認知症にさえ含まれない状態と診断したとしても、家族や本人が異変を感じているのであるから、それは何らかの病態が背景に存在していると思われ、MCIの範疇に入ると考えられることが少なくない。何年か経過するうちにADや他の神経変性疾患に移行する可能性もあるので、診断の結果を説明する際に「現時点では」と前置きを必ず加えること、そして経過観察が必要であることも追加しておくべきであろう。

参考文献

1) 東儀英夫, 本間　昭, 今井幸充, ほか：アルツハイマー型痴呆患者におけるアセチルコリンエステラーゼ阻害薬E2020錠の長期安全性および有効性―52週間オープン試験―. 臨床評価, 28：97-126, 2000.
2) Lipovski ZJ：Delirium, acute confusional states. Oxford University Press, London, 1990.
3) Feldman HH, Doody RS, Kivipelto M, et al.：Randomized controlled trial of atorvastatin in mild to moderate Alzheimer disease：LEADe. Neurology, 74(12)：956-964, 2010.

CASE 5
もの忘れ、不安感とともに「貴重品を盗まれる」と訴える症例

【症　例】
　75歳の女性、次女家族と同居

【主　訴】
　貴重品を盗まれる、泥棒が入ってくる。

【既往歴】
　42歳、高血圧症、脂質異常症

【現病歴】
　60歳ごろ、「誰かに追われている」「外からヘリコプターで自分を監視している」「身体に電気をかけられ、ビリビリする」といった妄想様の訴えがあり、総合病院精神科外来を受診したが、内服せずに短期間で訴えが消失した既往がある。夫の死後、67歳から一人暮らしをしていた。
　73歳時、同じ話の繰り返しや物の置き忘れが目立つようになった。次第に家事全般が疎かになり、不安感を訴え次女宅に電話をする頻度が増えた。74歳時、次女家族と同居を開始した。間もなく、「貴重品を盗まれる」と次女に時々訴えるようになった。翌年に訴えはさらに活発化し、外出頻度が減り自宅へのひきこもりが顕著となったため、近医精神科診療所を経て当院紹介受診となった。

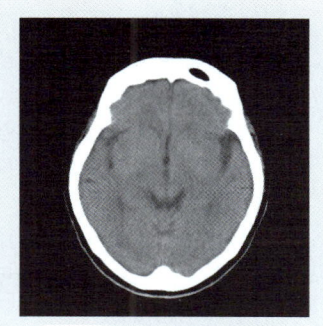

図1　症例のCT画像

【初診時現症】
　身長149cm、体重63kg、血圧126/76mmHg、脈拍84回/分不整なし。意識清明。整容礼節は保たれているが、緊張した面持ちで口数は少ない。本人は積極的な診察動機を持たず、貴重品を盗まれるエピソードを家族が説明すると、否定も肯定もせず、押し黙ってしまう。不安感、入眠困難、意欲低下を認めるが、抑うつ気分は明らかでない。幻覚の

存在、既往は家族本人ともに否定する。
　一般内科学的には特記すべき所見は認められない。神経学的には、歩行時、右足がつっかかりやすいとの訴えあるも、運動麻痺、筋力低下、深部腱反射異常、病的反射は認められず、感覚障害、関節痛もない。眼球運動障害、構音障害、協調運動障害、失語、失行、失認症状、自律神経症状（排尿障害、便秘、立ちくらみ）も認められない。

【主な検査所見】
〔血液検査〕
　軽度のLDH上昇を認めるのみで、甲状腺機能、ビタミンB1・B12は正常範囲で、血清梅毒反応、B型肝炎、C型肝炎は陰性であった。
〔認知機能検査〕
　MMSE（Mini-Mental State Examination）：19点
　遅延再生障害、地誌的見当識障害、計算障害を認める。
〔行動・心理症状〕
　NPI（Neuropsychiatric Inventory、神経精神症状評価尺度）：24点
　妄想、興奮、うつ、不安、無関心の5項目で得点。うつ、無関心で重症度が高い。点数が高いほど精神症状が強い。
　GDS（Geriatric Depression Scale、老年期うつ尺度）：5点
　点数が高いほどうつ症状が強い。6点未満は明らかなうつ状態といえない。
〔画像検査〕
　頭部CT検査では、左シルビウス裂の軽度開大をみるが、脳萎縮および脳室の拡大は年齢相応であり、脳実質内にも明らかな異常吸収域を認めない（図1）。
〔介護負担感〕
　Zarit介護負担感尺度：25点（点数が高いほど、介護負担感が大きい）
〔虚血スコア〕
　ハッチンスキ虚血スコア：3点（高血圧既往、抑うつ、身体的訴え）

【治療経過】
　通院治療を開始し、まず、家族に対する疾病教育、対応・生活面のアドバイスを行い、ドネペジル塩酸塩5mgを投与し、2ヵ月間経過を観

察した。しかし、意欲障害、睡眠障害は改善せず、散歩やデイケアへの参加促しも拒絶する状態が続いた。さらに夜間の過食傾向が加わったため、本人のいらいら感に対する自覚を導き出した上で、抑肝散7.5gを追加した。その後、1ヵ月間同処方で様子をみたが、NPIスコアは29点、GDSスコアは8点と抑うつ気分、意欲障害、睡眠障害が増悪したため、抑肝散に変えてミアンセリン塩酸塩10mgの投与を開始した。当初は拒薬傾向もみられたが、2ヵ月かけて30mgまで漸増後、徐々に一人で近所を散歩したり、洗濯や入浴を自発的にするようになった。また、娘と買い物に出かける頻度が増え、笑顔で会話するようになった。デイケアにも通いはじめ、家族以外の人との交流が増えている。NPIスコア8点、GDSスコア2点、Zarit介護負担感尺度14点と改善し、本人・家族ともにうつがよくなったと喜んでいる。

Q1 もっとも考えられる診断は？

1. 妄想性障害
2. うつ病
3. アルツハイマー型認知症
4. 血管性認知症
5. レビー小体型認知症

お答えします

正解は、③アルツハイマー型認知症である。

10年前に被害関係妄想の既往があるが、今回はもの盗られ妄想と不安感、意欲障害が主症状となっている。広義のうつ状態にあるが、主観的なうつ症状は目立たず（GDSが6点以下）、意欲障害・無関心などアパシーが前景化したうつと言え、典型的なうつ病症状とは異なる。記憶障害のほか、広範な認知機能障害が存在し（MMSE 19点、23点以下で認知症の疑いあり）、局所神経学的徴候が認められないこと、頭部CT検査でも明らかな脳血管病変や脳萎縮が認められないことから、アルツハイマー型認知症（アルツハイマー病；Alzheimer's disease：AD）がもっとも疑われる。ハッチンスキの虚血スコアは、簡便な指標としてAD（または変性疾患）と血管性認知症（vascular dementia：VaD）の鑑別に用いられ、18点満点で4点以下がAD、7点以上がVDと診断される。レビー小体型認知症の中核症状である認知機能の動揺性、幻視、パーキンソン症状は現時点で存在しないため、とりあえず否定される。

！ここに注意！ピットホール

神経画像検査で視覚的に脳萎縮が明らかでなくても、高齢者に記憶障害をはじめとした複数領域の認知機能障害が認められ、それに起因すると思われる生活障害があった場合、認知症を疑う必要がある。発症および経過が緩徐進行性であれば、ADを念頭に置いて鑑別診断を行う。

Q2 はじめにどのような処方を行いますか？

1. コリンエステラーゼ阻害薬
2. 脳循環改善薬
3. 抗うつ薬
4. 漢方薬
5. 抗精神病薬

お答えします

　　正解は，①コリンエステラーゼ阻害薬である。

　軽度〜中等度のADに対しては、中核症状（認知機能障害）に対する治療薬として、コリンエステラーゼ阻害薬が第一選択薬として用いられる。これまでわが国ではドネペジル塩酸塩しか使用できなかったが、ガランタミン臭化水素酸塩および貼付剤であるリバスチグミンが上市され、治療の選択肢が広がった。また、中等度以上のADには、NMDA（N-methyl-D-aspartate）受容体拮抗薬であるメマンチン塩酸塩も使用可能となり、コリンエステラーゼ阻害薬との併用が可能となった。これらは中核症状に対する治療薬であるが、BPSD（Behavioral and Psychological Symptoms of Dementia、認知症の行動・心理症状）に対してもある程度の効果が報告されている。

わたしはこうしています

　　ドネペジル塩酸塩は比較的安全な薬であるが、投与初期に食思不振、嘔気・嘔吐、下痢、腹痛などの消化器症状が出やすい方がいる。朝食後3mgを2週間内服し、消化器症状がないかもしくは軽減したことを確認後、5mgに増量する。消化器症状が改善しない方は、就前に内服したり胃腸薬と併用することで症状が緩和できる場合がある。その際、抗コリン作用の強い胃腸薬との併用はドネペジルの作用を減弱する可能

性があるので、避けたほうがよい。また、投与初期に興奮や落ち着きのなさを呈する症例には、3mg以下の低用量を継続したり、隔日投与とすることで対応できる場合もある。その他、パーキンソン症状やジストニアなど神経症状が出る症例もある。基礎疾患として、心疾患や消化性潰瘍、気管支喘息の既往がある症例は、症状の再燃に注意して経過を観察すべきである。ガランタミン臭化水素酸塩は8mg（1日2回）から開始し、副作用を観察しながら4週間後に16mgに増量し、必要に応じて24mgまで増やす。

Q3 病名告知をどのように行いますか？

お答えします

診断や治療に自信がない場合、認知症が否定できないことを説明した上で、専門医の受診をすすめるのがよい。原則として、治療開始時は本人に告知した上で投薬や生活面のアドバイスを行う必要がある（病状等の開示義務）。しかし、精神的に不安が強く病名告知に堪えられないと医師が判断した場合は、告知を延期することも可能である（緊急避難措置）。その場合でも、家族や後見人には病名告知を行い、今後予想される転帰について説明し、当面の治療方針について確認しておくべきである。周囲の正しい疾病理解なくしては、適切な医療・福祉サービスの導入につながらない。その後、本人の精神状態が安定し、良好な医師－患者関係が構築できた段階で、告知を行うようにする。

わたしはこうしています

未告知のまま治療を開始する場合は、「今回脳の働きを調べてよかったと思います。このままでは認知症になる可能性があるので、今から脳の働きが落ちるのを防いだり遅らせることのできる薬を使ってはいかがでしょうか。また、生活に不安のないよう、皆で考えていきましょう。」と説明している。薬の働きや治療方針を説明し、理解・同意してもらえれば、未告知の状態で治療を開始することも可能と思われる。自動車を運転される方は、判断力が低下していることを説明し、運転を控えていただくようお願いしている。その際、生活物資の確保などお困りの場合は、ヘルパーや宅配などのサービスについて紹介し、生活面の不安をできるだけ取り除くよう配慮を行う。

Q4 本症例の心理・行動面の問題にまずどのように対応しますか？

1. 心理社会的療法・ケア
2. 抗うつ薬
3. 漢方薬
4. 抗てんかん薬
5. 抗精神病薬

お答えします

正解は、①心理社会的療法・ケアである。

BPSDは、認知症の中核症状に身体・心理・社会・環境的要因が複合的に関与して出現すると考えられている。安定剤の投与は、身体面・認知機能に負の影響を及ぼす可能性があるため、まずは心理社会的アプロー

チ（ケア）を優先する。福祉サービス利用の前に、身体疾患（感染症、脱水、便秘など）の有無や使用中の薬物（相互作用、内服状況）をチェックし、身体的要因によるBPSDの鑑別および対応を行う。介護保険サービスの聞き取りの過程で、不適切な環境やケアなど他の要因を洗い出してもらうとよい。その後、デイケア（通所リハビリテーション）や在宅支援サービスを利用し、BPSDに対する改善効果を検討していくことになる。しかし、包括的な心理社会的ケアによっても改善しない高度のうつ症状、焦燥、精神病症状、身体攻撃性といったBPSDに対し、抗うつ薬や抗精神病薬の投与が有効な症例がある。また、漢方薬である抑肝散や抗てんかん薬（気分安定化薬）であるバルプロ酸ナトリウム、カルバマゼピンの有効例も報告されている。

> **！ここに注意！ ピットホール**
> BPSDに対して安定剤（抗うつ薬、抗精神病薬、抗てんかん薬など）を使用する時は、保険外使用であることを伝え、使用しない場合に生じうる危険を考慮した上で、効果の認められる最少量の薬物を使用する。全般的な留意点として、安定剤使用による認知機能の悪化や傾眠、ふらつきに注意しなければならない。また、高齢者に対する抗精神病薬の使用は、死亡率を高める危険性が指摘されており、使用に際して十分な説明が必要である。安定剤の効果が認められた場合でも、漫然と投与せず、長くても3ヵ月ごとに使用継続の是非について検討を行うべきである。安定剤の使用に慣れていない場合は、専門医の受診をすすめるのがよい。

Q5 家族への注意事項は？

お答えします

本症例はADの治療経過中にうつ病を合併した症例であり、抑うつ症状を主体としたBPSDに対して抗うつ薬投与が有効で、患者・家族

とも薬物療法の効果を実感できた症例である。治療開始当初、患者は薬物治療に懐疑的であったが、同居の家族が内服管理を行うことで抑うつ気分や意欲障害は改善し、デイケアの導入が可能となった。認知症高齢者の薬物療法においては、治療薬の内服管理が重要である。キーパーソンが未同居の場合、電話連絡やヘルパー・デイサービスを利用した内服確認とともに、薬剤の効果や副作用を評価しやすい環境作りをお願いしている。また、栄養のバランスを意識した食事や軽い運動（散歩や掃除）をはじめ、ゆったりとしたペースで規則正しい日常生活を送っていただけるような配慮も必要である。デイケアなどのリハビリテーションは、非薬物療法として情緒面の安定やADLの維持に寄与するほか、介護者の休養（介護負担軽減）という視点からも重要な意味を持つため、介護保険を利用して、社会的サービスを活用するよう勧めるのがよい。

わたしはこうしています

　　　高齢者は複数の身体疾患を併存し、多くの処方薬を内服している場合が少なくないので、薬剤の相互作用チェックや同効薬の整理のため、診察時は常に薬手帳を持参するようお願いしている。調剤薬局を一ヵ所にすることもおすすめである。情報を集約し、体調の変化を把握しやすくするため、通常の診察はできる限りかかりつけ医の先生にお願いし、必要に応じて専門診療科を受診していただく。また、ご家族には普段から食欲や睡眠、排便の状態や行動等をチェックしていただき、体調に変化が見られた時は、早めの受診をすすめている。通所サービスが利用できない方は、訪問介護や訪問看護、訪問入浴などの在宅支援サービスの利用もすすめている。客観的に在宅介護が困難と思われる場合は、介護者にあまり頑張りすぎず、施設入所や入院を検討するよう声をかけている。介護を一生懸命にする家族ほど、辛くても自ら入所させるとは言いづらいものである。

CASE 6 意欲低下、抑うつ傾向が目立ち、「トイレに人がいる」「私に無断で人が家にいる」などと訴える症例

【症 例】65歳、男性

【主 訴】
元気がない、寝言が多い、「家に人がいる」。

【既往歴】
59歳頃から糖尿病の治療を受けている。

【現病歴】
63歳で会社員を定年退職したが、まじめで仕事一途で特に趣味もなく、自宅でぶらぶらしていた。間もなく口数が少なく、よく見ていた新聞やテレビも見ることが少なくなり、ごろごろしていることが多くなり、さらに夜眠れないと訴えるようになった。妻がかかりつけ医に相談し、やっとのことで受診させた。糖尿病のコントロールはよく、内科的に問題なく、睡眠薬を投与された。寝つきは多少良くなったが、あまり変化なく、うつ病ではないかと言われ、少量の抗うつ薬やスルピリドが追加投与されたが副作用が出やすく、良くならなかった。夜間睡眠中に大声で怒鳴ったり、布団の上で手足をバタバタさせることにも気づかれた。もの忘れもあり、そのうち夜間にトイレに起きた時に「トイレに人がいる」などと訴えて怖がるようになった。症状には波があり日や時によりはっきりしている時とはっきりしない時があった。一年後、メンタルクリニックを紹介され受診した。うつ病と夜間せん妄と診断され、治療を受けたが良くならず、軽いパーキンソン症状も出現し、紹介されて当院を受診した。

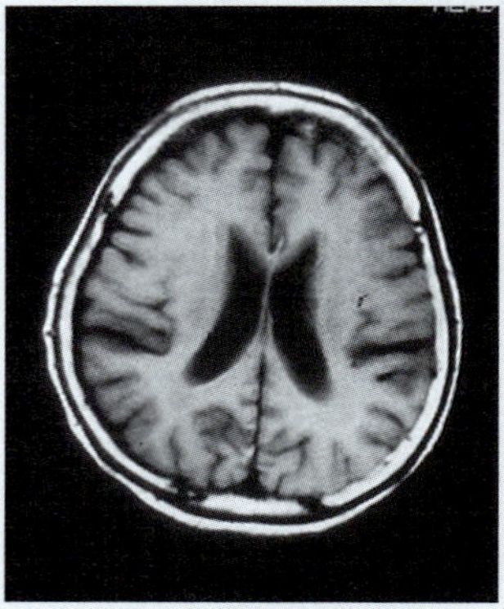

図1 症例のCT画像

【当時の服用薬】
　パキシル（10mg）3錠　　　　チアプリド（50mg）2錠
　ハロペリドール（0.75mg）1錠　ゾルピデム（5mg）1錠

【症例の所見サマリー】
　無表情で言葉少ないが、質問には答える。抑うつ感、意欲低下があり、不眠を訴えるが、よく話を聞くとレム睡眠行動障害があり、また夜間に多いが夕方にも「私に無断で人が家にいる」という幻視があることがわかった。記憶障害があるが軽度で、明らかな認知症はない。動作が遅く、声も小さく、四肢に軽度の筋強剛がみられる。

【検査所見】
　Mini-Mental State Examination（MMSE）：26/30
　改訂長谷川式簡易知能評価スケール（HDS-R）：25/30
　視覚認知テスト：軽度の視覚認知の障害がみられた。
　脳CTでは軽度のびまん性脳萎縮があるが、海馬の萎縮は目立たない。

Q1 もっとも考えられる診断は？

1. うつ病
2. 老年期精神病
3. アルツハイマー型認知症
4. レビー小体型認知症

お答えします

うつ病症状で発病し、睡眠障害（レム睡眠行動障害）、特有な幻視、認知の変動、抗うつ薬や抗精神病薬への過敏性、軽度のパーキンソン症状があり、認知症はないが軽度認知障害（Mild Cognitive Impairment：MCI）のレベルの認知障害があり、軽度のびまん性脳萎縮があるが海馬の萎縮が目立たないことから、レビー小体型認知症（dementia with Lewy bodies：DLB）の初期と診断される。

！ここに注意！ ピットホール

難治性うつ病に認知機能の低下が加わる場合には DLB をまず考慮するべきである。さらにレム睡眠行動障害、特有な幻視、パーキンソン症状が加わる場合には、ほぼ間違いなく DLB である。DLB は頻度が高く三大認知症の一つであり、誤診され見逃されることが多いので、常に考慮しなければならない。

わたしはこうしています

私は認知症患者の初診に際しては、問診に充分時間をかける。PSW が1時間ほどかけて病歴をとってくれた後、私の診察と家族への説明などで2時間をかけるのが普通である。したがって、全部で3時間をかけることになる。その間に CT 検査（最近の機種が良いので5分程度で簡単に撮れる）だけは撮るようにしている。場合によっては臨床心理

士によるMMSEなどの簡易認知症テストも加える。自分では初診時にはこの種の認知症検査をすることはない。問診の中で、自然な形で年齢や住所や生活歴や家族歴などを質問することはあっても、いかにもテストをするような形ではしないようにしている。テストをする場合には、患者との関係ができた時に行うようにしている。いずれにしても、問診を中心にしてCT所見を参考にして、一応診断をつけ、疑問がある場合には疑い診断をつけ、次回以降の再診やより詳細な画像検査（MRI、SPECTやMIBG心筋シンチなど）を他院に依頼（当院ではCT検査しかできない）して、その結果を見て（もちろん自分の目で画像所見をとる）、診断をつけることにしている。

Q2 まずどのような処方をしますか？

1. 抗うつ薬
2. 睡眠薬
3. 抗精神病薬
4. ドネペジル塩酸塩

お答えします

抗うつ薬、睡眠薬、抗精神病薬が効果を示さず、DLBが疑われたらまずドネペジルを使用するのがよい。ただし、ドネペジルはアルツハイマー型認知症の薬であり、健康保険上はDLBには使用できないが、実際にはDLBによく効くので、家族に十分説明し、同意を得たうえで使用しなければならない。ただし、DLBの治療はむつかしいので、専門医に紹介したほうがよい。

> **！ここに注意！ ピットホール**
> DLBでは抗精神病薬への過敏性があることが多く、従来の抗精神病薬を使用すると、パーキンソン症状や過鎮静が起こり、取り返しのきかない状態になってしまうことが少なくない。抗精神病薬は安易に使用しないことが大切である。時には、抗うつ薬にも、ドネペジルにも過敏性を示すことがある。その際には、より少量から使用する。

Q3 あなたならどのように薬の説明をしますか？

お答えします

「DLBに適用される薬は現在ではないので、健康保険上は使用できないが、ドネペジルの効果が期待できるので使用したいが、よろしいか？ それが十分効果を示さなかったら、次には抑肝散という漢方薬を加えたいがどうか？」と説明する。

わたしはこうしています

最近はアリセプトや抑肝散がすでに投与されていることがある。そして、それらでBPSD（Behavioral and Psychological Symptoms of Dementia）が改善されていない場合には、クエチアピン（セロクエル）を少量から加え、少しずつ増量していく。クエチアピンは錐体外路症状、過鎮静などの副作用を起こしにくい非定型抗精神病薬であるので、抗精神病薬への過敏性を示すDLBでも慎重に投与すれば、比較的安全である。場合によっては150mg/日まで増量することもできる。ただし、クエチアピンは糖尿病がある場合には禁忌であることを十分心得ておかなければならない。また、非定型抗精神病薬は統合失調症の薬であり、も

ちろんBPSDには使用できない。したがって、家族に十分説明し、同意を得てから使用しなければならない。また、抗精神病薬の使用はむつかしく、十分な経験が必要であるので、一般医は使用しないほうが無難である。

Q4 薬を飲みたくないという患者にあなたはどう説明しますか？

お答えします

「このままではボケてしまいますから、ボケないように薬を飲んでください。この薬は憂うつな気分を軽減することもありますし、怖い夢をみたり、本当はいない人が見えたりして安心して生活ができないので、それらの症状を軽減する作用もありますから飲んでみてください」と説明する。

ドネペジルは幻視や認知の変動や不安を軽減する効果もあることがわかっている。

わたしはこうしています

特有な幻視があっても、患者が自分にしか見えないことを認識し（多くの場合、家族が否定するので患者自身が自分にしか見えないのではないかと思っていることが少なくない）、日常生活のうえでそれほど大きな支障がない場合には無理して薬で抑える必要はないということも心得ておくべきである。

Q5 この後の検査をどう進めますか？

お答えします

検査としては、時計描画テストや錯綜図テストにより視覚認知の障害があるかをみる。次いで、脳のSPECTにより後頭葉の血流低下があるかをみること、MIBG心筋シンチグラフィーにより心臓のMIBGの取り込みの低下があるかをみることを試みたい。これらの画像検査はどこでも可能というわけではないので、検査可能な病院に依頼する。

Q6 家族への注意事項はどういったものがありますか？

お答えします

DLBは介護がもっとも大変な認知症であり、自分ひとりで抱え込まずに在宅介護サービスなどを利用しながら余裕のある介護に勤めるように説明する。DLB家族を支える会を紹介するのも一法。また、専門医を紹介して専門医に治療をお願いするのがよいと説明したほうがよい。

Q7 病名告知をどうしますか？

お答えします

診断や治療に自信がなければ、専門医を紹介するのがよい。病名告知は人によりさまざまであるが、最近は原則告知するという方向である。ただし、告知するからにはその後の対応を十分行う必要がある。その体制がなければ、安易に告知は行うべきではないというのが私の主張である。とくにこの症例のように認知症がまだはっきりしていない場合、DLBと告知するのは問題である。疾患概念は異なるが、「レビー小体病」（DLBもパーキンソン病も含めた総称）と告知するのはそれほど患者を傷つけずにすむので、それも一法でしょう。

わたしはこうしています

認知症診断には問診がまず重要であることは言うまでもないが、最近はそれがおろそかにされているように思われる。診察室へ入室した時から観察と問診が始まる。問診をしながら患者の表情や態度、医師や家族への接し方、大まかな神経症状なども見てとれる。もちろん問診に際しては相手に敬意を表し、患者の話をゆっくり聞くことが大切である。患者の側に立って問診することも重要である。「ここに来てよかった」という気持ちを患者にも家族にも持ってもらえることが重要であり、家族の中には「こんなに丁寧に時間をかけて診ていただいたのは初めてです」と喜んでいただけることも少なくない。私は原則として患者に病名を告知することはない。もちろん家族には疑い病名を話すし、薬の説明や今後の大まかな経過や方針を説明している。また、外来での再診には30分かけることにし、患者の話に耳を傾けるように心がけている。それにより、「先生のところへ来るのを楽しみにしている」と家族から感謝されることも多い。

参考文献

1) 小阪憲司, 池田 学：レビー小体型認知症の臨床. 医学書院, 東京, 2010.
2) 小阪憲司：知っていますか？ レビー小体型認知症. メディカ出版, 大阪, 2009.
3) 小阪憲司, 羽田野政治：レビー小体型認知症の介護がわかるガイドブック. メディカ出版, 大阪, 2010.

CASE 7
健忘と易転倒性に加え、「虫が這っている」「椅子に子供が座っている」などと訴える症例

【症　例】76歳、男性

【主　訴】
　もの忘れ、「部屋に子供がいる」

【既往歴】
　68歳より高血圧の治療を受けている。

【現病歴】
　60歳定年まで会社員として勤務し、70歳まで嘱託を続けていた。妻と2人暮らしで、長女・長男家族は別居している。元来、真面目で堅実、おとなしい性格であった。70歳頃より健忘に気づかれ、嘱託をやめた。また、夜寝ているときに大きな声で叫んだり、ベッドから落ちることがあった。72歳時には健忘が進行し、同じことを繰り返し聞き、名前を忘れ、言葉が出づらくなった。探し物をすることも増えた。この頃、机の模様をみて「虫が這っている」と言うことがあった。また、散歩や好きであった書道を習いに外出することを億劫がり、外出した際に道でつまずいて転倒することが何度かあった。73歳時には、「椅子に子供が座っている」「友人が家に来ていた」といった訴えが頻回となり、妻に不安や恐怖感を訴えるようになったが、妻に否定されると黙り込み、落ち込むことがあった。また、「誰かが自分を家から追い出そうとして、やっているのではないか」と被害的な言動もみられるようになった。このため、近医精神科を受診して抗精神病薬を投薬されたが、食事が飲み込みづらく、歩行が困難となったため、服薬を中止した。74歳時には、妻を会社の同僚と間違えたり、自宅を会社と間違えることがあり、対応に困った妻とともに当院に受診した。

【初診時所見】
　礼節は保たれ、疎通も比較的良好であるが、すぐに質問内容と無関

係な話になるなど、注意集中が困難であった。記銘・近時記憶障害、時間の失見当識、計算力低下、健忘失語がみられたが、改訂長谷川式簡易知能評価スケール(HDS-R) 20点、Mini-Mental State Examination (MMSE) 18点と認知機能障害は比較的軽度であった。一方、MMSEのペンタゴンが形をなさず、構成障害や視覚認知障害の存在が疑われた。精神症状は、「人が大勢家の中にいるので、自分が入れない」「自分のふとんの中に誰かが寝ている」などの人物幻視、妻を他人と見間違える人物誤認、妻のことを似ているけれど、本当の妻ではないなどと訴えるCapgras症候群、ここは自宅ではないなどと訴える場所誤認に加えて、「隣の部屋に人の気配がする」などの実体的意識性、「机の果物がチーズになった」などの錯視や変形視がみられた。これらは夕方に多いが日中にもみられ、一人でいるときに多い。幻覚の自覚は乏しく、不安が強くて抑うつ的な言動もみられた。疎通性は日によって異なり、認知機能の動揺がみられ、夜間睡眠時に大声や体動を示すレム睡眠行動障害を伴っていた。神経学的には、前傾姿勢・易転倒性・上肢の軽度の歯車様筋固縮・動作時手指振戦、姿勢反射障害がみられ、Hoehn-Yahr III度のパーキンソニズムを認めた。頭部CT画像では、海馬を含めた軽度のびまん性大脳萎縮がみられたが、脳梗塞などの血管病変は認められなかった(図1)。

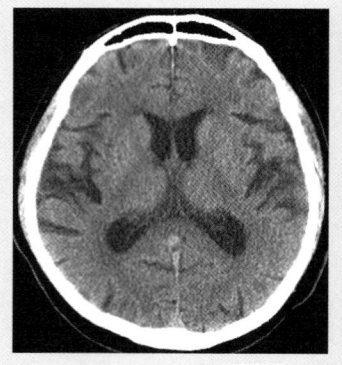

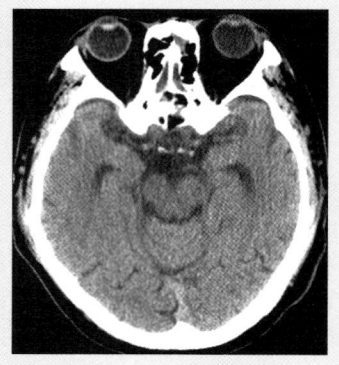

図1　症例のCT画像

Q1 もっとも考えられる診断名は？[1)]

お答えします

レビー小体型認知症（dementia with Lewy bodies：DLB）が考えられる。2005年のDLBの臨床診断基準（**表1**）では、必須症状である進行性の認知機能障害に加え、幻視、認知機能の動揺、パーキンソニズムの3つの中核症状のうち2つあれば probable DLB、1つあれば possible DLBと診断される。また possible DLB に加え、レム睡眠行動障害、抗精神病薬に対する過感受性などの示唆症状が1つ以上あっても probable DLB と診断される。本症例は、記憶障害で初発し、その後認知機能が進行性に低下しており、DLBの必須症状を満たしている。また、幻視、認知機能の動揺、パーキンソニズムの3つの中核症状と、示唆症状であるレム睡眠行動障害が認められることから、臨床診断基準の probable DLB を満たしている。

表1　レビー小体型認知症の臨床診断基準

1. 必須症状
   進行性の認知機能障害
2. 中核症状（probable DLBには2つが、possible DLBには1つが必要）
   a. 注意や覚醒レベルの変動を伴う認知機能の動揺
   b. 現実的で詳細な内容で、繰り返し現れる幻視
   c. パーキンソニズムの出現
3. 示唆症状（possible DLBに加えて、1つ以上あれば probable DLB）
   a. レム睡眠行動障害
   b. 抗精神病薬に対する感受性の亢進
   c. 機能画像で基底核のドパミン取り込み低下
4. 支持症状
   a. 繰り返す転倒
   b. 失神
   c. 自律神経機能異常：起立性低血圧、尿失禁など

d. 幻視以外のタイプの幻覚
　　e. 系統的な妄想
　　f. 抑うつ状態
　　g. 形態画像で内側側頭葉が比較的保たれる
　　h. 機能画像で後頭葉のびまん性の取り込み低下
　　i. MIBG心筋シンチでの取り込み低下
　　j. 脳波で初期からの徐波活動
5. 除外項目
　局所性神経徴候や脳画像でみられる脳血管障害の存在
　部分的あるいは全般的に臨床像を説明しうる他の身体疾患または脳疾患の存在
　重篤な認知症の時期に初めてパーキンソニズムが出現した時

（井関栄三：レビー小体型認知症．医学のあゆみ，235：719-724，2010[1] より許可を得て一部改変）

Q2 今後の検査をどのように進めますか？[1]

お答えします

　DLBでは、幻視などの背景に特有の視覚認知障害が存在しており、本症例でも人物幻視の他に、錯視、変形視、人物誤認、場所誤認、実体的意識性、Capgras症候群などの症状がみられている。神経心理検査であるMMSEのペンタゴンの描画には、アルツハイマー型認知症（アルツハイマー病；Alzheimer's disease：AD）でも構成障害が現れるが、DLBでは構成障害に視覚認知障害が加わり、描画の歪みが現れる。この他、DLBでは錯綜図でも判別が困難になることが知られている。画像検査では、脳の形態的変化と血管病変をより詳細に評価するために、頭部CT検査に加えて頭部MRI検査を行う。頭部CTやMRI検査では、海馬を含めた内側側頭葉の萎縮がDLBでADより軽度とされ、本症例の頭部CT検査でも海馬の萎縮は軽度であるが、症例により一概には言えない。また、DLBの視覚認知障害とも関連する後頭葉の機能異常を評価するために、脳SPECT検査を行う。脳SPECT検査では、DLBのうちかなりの割

合で後頭葉に局所血流低下がみられる。さらに、パーキンソニズムに伴う交感神経障害を評価するために、MIBG心筋シンチグラフィーを行う。MIBG心筋シンチグラフィーでは、DLBのうち高い割合で、心筋の交感神経末端の変性がMIBGの取り込みの低下となって現れる。

わたしはこうしています

　　DLBの視覚認知障害をより正確に評価するために、私は神経心理検査としてベンダー・ゲシュタルトテストを用いている。ベンダー・ゲシュタルトテストは9つの図版の描画の異常を点数化して判定するもので、総点数により高い感度と特異度で、DLBをADから判別できる。DLBに特徴的な後頭葉の機能異常を評価する機能画像として、私は脳FDG-PET検査をDLBが疑われる場合に施行しており、脳SPECTの血流低下より高い感度でより明瞭に、後頭葉視覚領野の糖代謝低下が認められる。この後頭葉視覚領野の糖代謝低下は、possible DLBのレベルですでに確認できる。

Q3 病名告知についてどのような説明を行いますか？

お答えします

　　DLBの病名告知は、他の疾患と同様に患者と家族の両者に行うのが基本である。単に病名を告知するのみでなく、DLBがどのような疾患で、どのような症状が特徴であり、今後どのような経過をたどり得るか、どのように治療していくかについて説明する。この際、わかりやすく説明するとともに、患者と家族を不安にしたり悲観的にしないように、温かく支持的な対応に心がける。とくに、幻視などの認知症に伴う行動・

心理症状（Behavioral and Psychological Symptoms of Dementia：BPSD）は患者や家族の日常生活を困難にしている場合が多く，その機序を説明した上で，これが治療により軽減できるものであることを説明する。

わたしはこうしています

病名告知については，私は基本的に患者と家族の両者に行っているが，認知機能障害の強い場合は，自覚が乏しく，疾患の特徴を理解してもらうのが困難であることから，患者には病名そのものを告知しない場合もある。一方，認知機能障害が軽く認知症を満たさない場合は，患者に病名を告知するが，現在は認知症とはいえず，今後できるだけ認知機能障害を進めない治療を行っていくと説明する。また，患者や家族が認知症の診断に抵抗のある場合は，DLBの病名を使わず，レビー小体病という病名で告知することもある。幻視についての患者や家族への説明と対処法は，私は認知機能障害の程度によって変えており，認知機能障害が軽い場合には，患者と家族の両者に詳しく説明して一緒に対処法を考えるが，認知機能障害の強い場合には，家族には詳しく説明して対処法を指導するが，患者には詳しい説明はせず，幻視は危害を与えるものではないことを伝えて，安心感を持たせるようにしている。

Q4 どのような処方をしますか？[2]

お答えします

第一選択薬は，ADの認知機能障害の進行抑制に対して用いられるアセチルコリンエステラーゼ阻害薬であり，わが国ではドネペジルのみが用いられていたが，本年よりリバスチグミンとガランタミンが加わることになった。ただし，いずれもDLBの治療薬としては保険適応が得

られていない。ドネペジルの投与は、DLB の認知機能障害の進行抑制、認知機能の動揺の改善、幻視などの BPSD の改善を期待して用いられる。とくに、幻視などの BPSD の改善効果はこれまでに確認されており、現在臨床治験が行われている。ドネペジルのみでは幻視の十分な改善がない場合、あるいは早急に改善をはかる必要がある場合には、クエチアピン、リスペリドン、アリピプラゾールなどの非定型抗精神病薬を少量用いる。ただし、これらの薬物は統合失調症の幻覚・妄想に対する治療薬であり、BPSD に対しての使用は保健適応外である。非定型抗精神病薬でも錐体外路症状の増悪や過鎮静を生ずる場合は、漢方薬である抑肝散を用いる。また、不安や抑うつがみられる場合は、抗うつ薬である SSRI や SNRI を少量用いる。パーキンソニズムに対しては、パーキンソン病に準じてレボドパの少量からの投与を行う。

わたしはこうしています

　DLB で認知機能障害に幻視などの BPSD を伴う場合、私はまずドネペジルの投与を行う。AD と同様に、3mg から 5mg に増量して用い、ときに 10mg にまで増量することもある。まれに 3mg でも消化器症状が強かったり、錐体外路症状が増悪する場合は、3mg 以下から漸増する場合もある。ドネペジルのみでは幻視とこれに伴う不安・恐怖感が改善しないことも多く、この場合は非定型抗精神病薬のクエチアピンを 25mg から投与し、必要に応じて 75mg まで漸増する。これで改善が不十分な場合は、これ以上増量せずに、クエチアピンに変えて、リスペリドンを 0.5mg から 2mg を限度に漸増して用いる。最近は、アリピプラゾールを 1.5mg から 6mg を限度に漸増して用いることもある。とにかく、少量から漸増して用い副作用が出たらすぐに中止すること、症状が改善したら漸減して中止していくことが重要である。非定型抗精神病薬の投与に慣れていない場合は、専門医に依頼したほうがよい。これらの非定型抗精神病薬でも重大な副作用がみられる場合は、漢方薬である抑肝散を用いるが、非定型抗精神病薬に比べて効果が明瞭でない。パーキンソニズムに対するレボドパは、100mg から漸増して 300mg、必要に応じてさらに

増量することもあるが、パーキンソン病に比べて効果が一定せず、より少量で用いることが多い。少量からの漸増であれば、幻視などの悪化をきたすことは少ない。実際には、各症状の経過を注意深く観察しながら、ドネペジル、非定型抗精神病薬ないし抑肝散、レボドパの併用投与をすることが多い。

Q5 どのように薬の説明を行いますか？

お答えします

薬物療法の説明は患者と家族の両者に行い、薬物でDLBという疾患そのものが治療できるわけではないことをまず説明する。その上で、薬物療法により認知機能障害の進行を抑制し、患者と家族の不安の原因となる幻視などのBPSDを改善することで、患者のQOLが保たれ、家族の精神的負担が軽減することを説明する。さらに、パーキンソニズムに対する薬物療法で、患者のADLが改善し、家族の肉体的負担が軽減することを説明する。初めての薬物を投与する際には、各々の薬物の期待できる効果と可能性のある副作用について説明し、副作用については家族にも注意を促し、副作用が出現したらすぐに知らせてもらい、その時点で投与を中止すれば心配はないことを説明する。

Q6 家族への注意事項にはどのようなものがありますか？[3]

お答えします

DLBは老化に伴う進行性の認知症疾患という点でADと同様であり、うつ病のように治癒が期待できる疾患ではなく、予後は不良であることを伝える。このため、家族にこの疾患を受け入れてもらうことが必要であるが、決して諦める必要はなく、認知症の進行をできるだけ抑えることにより、患者と家族が安心して日常生活を送れるようにすることは可能であると伝える。また、患者は不安になりやすいので、家族の支持的な温かい対応が重要であることを伝える。例えば、幻視に対しては、患者の訴えを否定してしまうことなく、これを聞いてあげながら一緒に対処することで、幻視があっても患者の不安は軽くなることを伝える。DLBでは、比較的はっきりしているときと混乱してしまうときがあり、状態に応じて対応を変える必要があること、パーキンソニズムに対しては転倒による骨折などに注意しながら、筋力を低下させないように歩いてもらうことも必要であると伝える。

！ここに注意！ピットホール

DLBでは、初期には認知機能障害が軽度であり、認知症の基準を満たさないことがある。また、パーキンソニズムは進行するまで目立たないことがある。このため、幻視などのBPSDで初診することが多いが、正しい診断をする前に、安易に抗精神病薬などを投与してはならない。また、幻視などDLBの臨床診断に有用な症状の出現以前に、DLBの前駆状態でみられる症状として、レム睡眠行動障害、抑うつ、嗅覚異常、便秘や起立性低血圧など自律神経症状がある。とくに、レム睡眠行動障害はDLBの診断を数年遡って気づかれていることが多く、高い頻度でDLBに移行することが知られており、レム睡眠行動障害がみられたらDLBを疑って詳しい検査をする必要がある。

参考文献

1) 井関栄三：レビー小体型認知症. 医学のあゆみ, 235：719-724, 2010.
2) 井関栄三：レビー小体型認知症の薬物療法. 医学のあゆみ, 236：987-991, 2011.
3) 村山憲男, 井関栄三：レビー小体型認知症におけるBPSDの特徴とケア・医療. 月刊総合ケア, 17：29-33, 2007.

CASE 8
転びやすく、動作が遅くなり、さらに「知らない子供がいる」と訴えるようになった症例

- 【症　例】42歳、女性
- 【主　訴】
    転びやすい、動作が遅い、「知らない子供がいる」
- 【既往歴】特記なし
- 【現病歴】
    スーパーで働いていたが、39歳時、ちょっとしたことで転ぶようになり、その後も転びやすくなり、仕事を休むようになった。そのうちに歩行を含め動作が遅くなってきたため、家事をするにも以前の倍以上の時間がかかるようになった。そのため、近医を受診したところ、神経内科医を紹介された。そこでパーキンソン病と診断され、ドパミンアゴニストなどの抗パ剤を投与された。それにより症状が軽くなり、薬を継続して服用していたが、勤務は辞めた。41歳になって歩行障害が再び悪化したので、レボドパが加えられ、400mg/日に増量された。症状は多少軽減したが、数ヵ月後には「知らない子供が2～3人家の中で遊んでいる」などと言うようになったため、レボドパによる幻視と考えられ、レボドパが200mg/日に減量された。それにより、前屈姿勢や歩行障害が悪化し、さらに「子供の親もいる」などと訴えることが多くなり、紹介されて夫に付き添われて当院を受診した。
- 【症例の所見サマリー】
    やや無表情で、前屈姿勢で小刻み歩行がみられた。動作は緩慢で、四肢の筋強剛・姿勢反射障害が認められたが、手指振戦はなかった。軽度の抑うつ気分もみられ、ありありとした具体的な内容の幻視があり、「主人には見えないんです」と言う。認知機能の障害は軽度で、Mini-Mental State Examination (MMSE) では24/30点であり、時計描画テストでは針を正しく書けず、錯綜図で4個のところを5個と答えた。脳のCT検査ではとくに目立った変化はなかった。

Q1 もっとも考えられる診断は？

お答えします

パーキンソン病と診断できることは確かであるが、軽度の認知機能障害がみられ、特有な幻視があることから、認知症を伴うパーキンソン病（Parkinson's disease with dementia：PDD）と診断してもよい。PDDは神経病理学的にはレビー小体型認知症（dementia with Lewy bodies：DLB）と同じであることがわかっており、初期のDLBと診断してもよく、DLBを考慮して対処したほうがよい。

Q2 どのような処方をしますか？

お答えします

パーキンソン症状が悪化したので、まずレボドパを400mg/日に戻し、認知機能の低下や幻視に対しては塩酸ドネペジルを試みる。3mg/日で副作用がなければ5mg/日に増量する。それが副作用のために増量できない場合には3mg/日のままとし、抑肝散を2～3包/日を追加してみるのがよい。レボドパを使用中のPDD患者にドネペジルを使用するとパーキンソン症状が悪化すると考えてドネペジルを投与しない医師が少なくないが、実際にはパーキンソン症状の悪化が起こることはまれなので、試みるべきである。

Q3 処方についてどのように説明しますか？

お答えします

「幻視がでてきたのは単なるレボドパの副作用ではなく、この病気そのものによるもの、すなわちDLBの可能性が高いので、それに対してはまずアルツハイマー型認知症の薬であるドネペジルを使用します。これは保険適用ではありませんが、DLBの幻視に効果があることが知られているので試みますがよろしいですか」と説明する（本人と家族の同意を得たうえで使用する！）。さらに、「この薬では副作用として胃腸症状などが出ることがあるので、その時には止めてください。問題がなければ、量をあげます。もし、それで効果がない場合には効果が期待できる抑肝散という漢方薬を使用します」と説明する。

> **！ここに注意！ピットホール**
> とくに神経内科医のなかには、パーキンソン病で出てくる幻視はレボドパによる薬剤性のものであると考える人が多いが、必ずしもそうではない。薬剤性のものなので薬を減量するが、それにより幻視は軽減せず、パーキンソン症状が悪化することが多いのである。この場合には、幻視は薬剤性とは考えずにDLBによる症状と考えて対処したほうがよいであろう。

Q4 ドネペジル以外に、最近はガランタミンやリバスチグミン、さらにはメマンチンという薬がアルツハイマー型認知症に使用できるようになっていますが、それらを使用することもできますか？

お答えします

ガランタミンやリバスチグミンはドネペジルと同じコリンエステラーゼ阻害剤に属するため、同じように使用して効果があったという報告がある。メマンチンはこれらとは違った作用の薬であり、これがDLBにも効果があるかどうか、はっきりしたデータはまだないため、今後の課題である。

Q5 今後の経過についてどのように説明しますか？

お答えします

「パーキンソン病の経過中に幻視が出現したら、そのうちに認知機能の低下が加わってくることが多いので、それを早いうちに食い止めることが大切です。そのためにも、ドネペジルなどのコリンエステラーゼ阻害剤を使用して、認知症の出現を遅らせることが必要です。また、幻視などは本人にとってもご家族にとっても厄介な症状でQOLが障害されます。それらをできるだけ食い止めることが大切です。しかし、この病気は残念ながら、少しずつ進行するもので、徐々に認知症が進行していきます。若いので、10年以上の経過をとって進行していく可能性が高いので、いろいろなサービスを利用しながら、1人で抱え込まないようにしましょう」といった説明をする。

参考文献

1) 小阪憲司, 池田　学：レビー小体型認知症の臨床. 医学書院, 東京, 2010.
2) 小阪憲司：知っていますか？レビー小体型認知症. メディカ出版, 大阪, 2009.
3) 小阪憲司, 羽田野政治：レビー小体型認知症の介護がわかるガイドブック. メディカ出版, 大阪, 2010.

CASE 9
パーキンソン病と診断され、治療中に幻視が出現し、その後認知機能の低下もみられた症例

【症　例】80歳、男性

【現病歴】
　75歳頃より両手の振るえがみられ近医でパーキンソン病が疑われ、抗パーキンソン病薬のレボドパ製剤のメネシットを投与され振るえは軽減していた。77歳より別の病院にかかり、抗パーキンソン病薬の調整を行っていたが、幻覚がみられるようになる。幻覚は虫がみえる、人が大勢いるなどの幻視であった。その後、抗パーキンソン病薬の調整により幻視が軽減している時期もあったが、最近再び増強している。また1ヵ月前から日付がわからなくなってきて、家族は認知機能の低下を感じている。家族によるとそれまでは碁をうったりして認知機能の低下はなかったとのことである。80歳時当科初診となる。当時はレボドパ製剤（メネシット100）を3.5錠/日を服用していた。

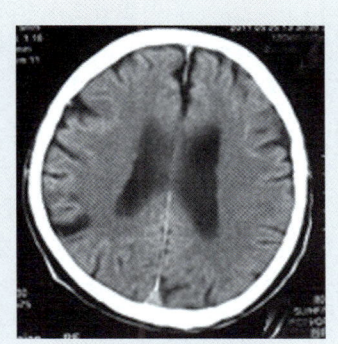

図1　症例のCT画像

【初診時神経学的所見】
　初診時の神経学的所見は以下のようであった。
　Mini-Mental State Examination（MMSE）は19点と認知機能は低下していた。表情は少なく、声は小さかった。椅子からの立ち上がりは何度か試みてから可能で、歩行は小刻みであった。右上肢と両下肢に筋強剛を認めた。

Q1 この患者さんの診断はどのように考えますか。

お答えします

　この患者さんの診断は認知症を伴うパーキンソン病（Parkinson's disease with dementia：PDD）と考えられる。この患者さんはパーキンソン病と診断されていて、抗パーキンソン病薬でレボドパ製剤のメネシットを処方されていた。メネシットの効果はみられていてパーキンソン病の診断で問題がないようである。パーキンソン病発症5年後頃より認知機能の低下がみられ、当科を受診された。この時点での診断は認知症を伴うパーキンソン病と考えられる。この患者さんではすでにパーキンソン病発症から2年後には抗パーキンソン病薬と関連して幻視がみられている。しかし、注意しなければならないのはパーキンソン病で幻覚が出たからといって直ちに認知症とは言えないことである。この患者さんでは発症後5年してから認知機能低下を伴ってきている。パーキンソン病で経過中に認知症が伴ってきた場合は認知症を伴うパーキンソン病と呼ばれる。

わたしはこうしています

　認知症の問診では認知機能の低下がどの程度日常生活に影響を与えているか、具体的な事例を聞くことが大切である。例えばもの忘れがどの程度のものなのか、あるいは行動の異常がみられるのか、具体的なことを家族から聞き出す。パーキンソン病では運動障害によってかなり日常生活の自立が妨げられてしまい、認知機能の低下があっても影に隠れてしまっている場合がある。そのようなときには認知症のスクリーニングテストが役に立つ。認知症のスクリーニングテストは日本では長谷川式簡易知能評価スケール（HDS-R）がよく用いられ、国際的にはMini-Mental State Examination（MMSE）が一般的である。私は通常は両方のテストを行っている。長谷川式とMMSEは同じ項目が多いため

慣れると2つのテストを同時に行うことができる。ただし、本例ではパーキンソン病の運動症状の診察にも時間をかけたのでMMSEしか行っていない。どちらのテストも正常範囲か認知症かの判断の点数（カットオフ値）が一応決められていて長谷川式では20点以下で、MMSEでは23点以下が認知症とされている。ただしパーキンソン病の認知症の場合には25点以下を認知症としようとの意見も出されているが、私は25点以下の基準は厳しすぎ、一般的な23点以下をパーキンソン病でも用いるのが妥当と考えている。もちろん、点数はあくまでも一つの目安だが、家族にも認知症かどうか説明しやすい方法である。

！ここに注意！ ピットホール

先にも述べたが、パーキンソン病の場合に大事なのは治療中に幻覚が現れたからといって、直ちに認知症とは言えないということである。パーキンソン病では薬物治療中に幻覚がみられることがしばしばある。パーキンソン病でみられる幻覚は大部分は幻視で、幻聴は少ない。幻視はヒトや動物がみえるといった具体的なものが多い。幻覚は抗パーキンソン病薬を減量することによって大抵はなくなる。そしてもとのような生活を送ることができる。パーキンソン病の場合、幻覚イコール認知症とは言えない。

ミニポイント

パーキンソン病では経過とともに認知症を伴う率が高くなる。20年の経過では8割ほどの患者で認知症を伴っているとのデータもある[1]。この患者さんの症状のキーワードは、認知症、パーキンソニズム、幻覚であり、レビー小体型認知症の診断基準にあてはまる[2]。しかし、この患者さんのようにパーキンソン病と診断されている患者さんに認知症が出てきた場合は認知症を伴うパーキンソン病と呼ぶことになっている。

Q2 診断のための検査はどのようなものがありますか。

お答えします

　他の原因による認知症がたまたまパーキンソン病患者さんに合併することもあり得るので、他の原因による認知症を除外しておくことが大切である。慢性硬膜下血腫、血管性認知症、特発性正常圧水頭症の有無をみるために頭部CTは一度は撮っておく。血液検査で梅毒を否定することも必要である。経過中に抗パーキンソン薬の効果がはっきりしているのであればパーキンソン病の診断で問題ないが、抗パーキンソン薬の効果が明らかでない場合はもともとの病気がパーキンソン症候群の可能性もある。認知症を伴いやすいパーキンソン症候群としては血管性のものや、特発性正常圧水頭症、進行性核上性麻痺、大脳皮質基底核変性症があり、鑑別の対象となる。もしそのような疾患の鑑別が必要なときには頭部MRIをとる。さらには専門的な検査になるが脳血流シンチグラフィーや心筋シンチグラフィーがある。心筋シンチグラフィーはパーキンソン病（認知症の有無にかかわらず）やレビー小体型認知症で取り込みの低下がみられる。認知症を伴うパーキンソン病とレビー小体型認知症は臨床像の経過は異なるが、根本的には同じ疾患であるため、検査でこの2つの疾患の区別はできない。

わたしはこうしています

　パーキンソン病で認知症がみられた場合、頭部CT検査を行うが、とくに認知症が急性にみられてきた場合は、慢性硬膜下血腫などパーキンソン病以外の認知症の原因となる疾患が重なっていないかみるために、頭部CTは必ず行うようにしている。パーキンソン病か進行性核上性麻痺、大脳皮質基底核変性症などのパーキンソン病症候群かはっきりしないときは頭部MRIを行うようにしている。ただし、頭部MRIで進行

性核上性麻痺、大脳皮質基底核変性症の診断をするのはある程度の経験が必要とされるため、専門医の意見を求めるのがよい。その点、MIBG心筋シンチグラフィーは数値がでるのでわかりやすいが、行える医療機関は限られるし、コストの面もあるため、経過からみてパーキンソン病の診断がはっきりしている場合は行わない。

> **！ここに注意！ ピットホール**
> MIBG心筋シンチグラフィーは糖尿病があると取り込みの低下がみられることがある。また三環系の抗うつ薬もMIBGの取り込みを阻害するので服用を中断しなければならない。抗パーキンソン病薬のセレギリンも取り込みを低下させる可能性がある。これらの薬剤を服用しているときにはMIBGの取り込みへの影響を除くため24～72時間服薬を中断する。

Q3 この患者さんの治療はどのようにしますか。

お答えします

認知機能の低下に対してドネペジル（アリセプト）やガランタミン（レミニール）などのコリンエステラーゼ阻害薬の投与を行う（ただし保険適応外である）。幻視を軽減させる必要がある場合はまず抑肝散を使ってみる（保険適応外である）。それでも幻視が問題になる場合はクエチアピン（セロクエル）を投与する（保険適応外である）。

わたしはこうしています

パーキンソン病の患者さんで治療中に認知機能の低下や幻覚がみられたときには、運動症状と認知機能低下・精神症状の両者に対する

薬物治療を考えなければならない。幻視などの幻覚は軽ければ放置していても構わない。幻覚に対して患者さんが恐怖感をもったり、幻覚だとの自覚がなく幻覚に振り回される行動がみられるようであれば、幻覚を軽減させることを試みる。

その場合、まずパーキンソン病治療薬を減量していく。抗コリン薬（アーテンなど）、アマンタジン（シンメトレル）、セレギニン（エフピー）などの各種のパーキンソン病治療薬を服用している場合は1種類ずつ減量、中止する。それでも幻覚が軽減しなければドパミンアゴニスト（ドパミン受容体刺激薬）を漸減して中止する。そしてレボドパ製剤のみにする。レボドパ製剤のみの治療でも幻覚が問題となる場合は抑肝散を試してみる。抑肝散の効果は強いものではないので、さらに幻覚を抑える必要がある場合は非定型抗精神病薬の使用を考える。ただし保険適応外である。また非定型抗精神病薬はパーキンソン運動症状を悪化させることがあり、投与は慎重に行う。このような場合、非定型抗精神病薬の中でもクエチアピン（セロクエル）をよく使用する。クエチアピン（セロクエル）を処方するときは少量からはじめ、改善がなければ徐々に増量する。

具体的には、はじめクエチアピン（セロクエル）の25mg錠を夕食後に1錠投与する。夜間寝ないで騒いでしまう場合には眠前に投与する。それで軽減しなければ2錠に増やし、それでも軽減しなければ朝1錠、夕食後2錠の1日3錠に増やす。

一方、認知機能の低下に対してはドネペジル（アリセプト）を投与することが有効とされている。また新規に発売されたその他のコリンエステラーゼ阻害薬、ガランタミン（レミニール）も有効とされている。ドネペジル、レミニールなどのコリンエステラーゼ阻害薬は保険での適応はアルツハイマー病のみで、認知症を伴うパーキンソン病は適応外である。認知症を伴うパーキンソン病の認知機能低下に対するコリンエステラーゼ阻害薬の効果は大規模試験で確かめられているが、効果は弱く臨床の場で改善が実感できることは少ない。

Q4 薬の説明や注意点をどのようにお話しますか。

お答えします

　セロクエルは糖尿病があると禁忌なので糖尿病がないかを確認してから処方する。ご家族には高血糖が急に現れることがあるので、口渇や多飲、多尿、頻尿がみられれば、医療機関を受診して血糖値を測定する必要があることをお話しする。

　また、ご家族にはセロクエルは鎮静化する作用の薬なので、翌日になってもぼーとして反応が鈍くなるようであれば中止するように話す。また動きが鈍くなる可能性もあり、とくに飲み込みが悪くなったときには中止するように話す。

　ドネペジル（アリセプト）などのコリンエステラーゼ阻害薬については、脳だけではなく、消化管の神経にも働いて、吐き気や食欲不振がみられることがあるため、少量から投与して体に慣らし、副作用がなければ通常量を服用するような飲み方をすることをお話しする。徐脈の副作用も記載されているので投与前後で心電図をとる。またご家族には振るえなどのパーキンソン病の症状が悪化することがあることと、脳の働きを活発にするお薬なので、まれに活発になり過ぎて興奮することがあり、そのような場合には服薬を中止することをお話しする。

Q5 ご家族には病気についてどのように話しますか。

お答えします

ご家族には認知症はパーキンソン病と関連したものであるとお話しする。ただし、認知機能低下がなくて幻覚だけであれば、認知症ではないとお話しする。また幻覚は薬の調整によって軽減する可能性があることをお話しする。

わたしはこうしています

パーキンソン病の患者さんが、将来、認知症になるのかと聞かれたときは、パーキンソン病は高齢者に多い病気なので、一般的に高齢になってくれば認知症に罹る率は高くなるとお伝えして、あまりネガティブなことは話さないようにしている。

Q6 患者さんにどのように接したらよいと家族にお話ししますか。

お答えします

幻視の訴えがみられたときには、まずそれは幻視であることをご家族にいってもらう。ヒトがベットで寝ているから横になれないとか、トイレにヒトがいるから入れないといった場合は、触らせて、ヒトがいないことを納得させることが考えられる。しかし、幻視が妄想につながってくると、患者さんが幻視を本物だと確信して、いくら話しても納得

せず、かえって家族の説得に反発するようになる。そのような時はそれ以上否定することには意味がなく、場合によっては逆効果だと話す。

パーキンソン病の患者さんはもともと動作が緩慢である上に認知機能の低下を伴ってくるとますますいろいろなことができなくなってくる。口数も少なくなってくる。注意をしても改善は難しいし、記憶障害のために注意された内容も忘れてしまう。そのような状態ではあまり口うるさくいわないようにと家族にアドバイスしている。

Q7 社会的資源の活用にはどのようなものがありますか。

お答えします

パーキンソン病ではヤール・ステージが3以上では特定疾患の助成制度を受けることができる。特定疾患の助成の認定を受けることができればパーキンソン病の医療費の援助がなされる。運動機能の低下が進んだときには肢体不自由の「身体障害」の認定を受けることも考えられる。パーキンソン病では歩行障害がみられることが多いので「体幹不自由」の項に相当することが多い。また介護保険のサービスが受けられるのは通常は65歳以上からとなっているが、パーキンソン病では40歳以上であれば認定に応じてサービスを受けることができる。また、認知症に対して「障害者自立支援法」による援助を受けることもできる。

参考文献

1) Hely MA, Reid WG, Adena MA, et al. : The Sydney multicenter study of Parkinson's disease : the inevitability of dementia at 20 years. Mov Disord, 23 : 837-844, 2008.
2) McKeith IG, Dickson DW, Lowe J, et al. : Diagnosis and management of dementia with Lewy bodies : third report of the DLB Consortium. Neurology, 65 : 1863-1872, 2005.

CASE ⑩
脳梗塞発症から数年後に感情の起伏が激しくなった症例

- 【症　例】77歳の男性、右利き
- 【主　訴】
  　感情の起伏が激しい、妻への暴力行為
- 【既往歴】
- 40歳～：高血圧、狭心症のため、降圧薬
  　　　　（カルシウム拮抗薬）を服用中
- 45歳～：糖尿病を指摘され、食事療法
  　　　　を継続中

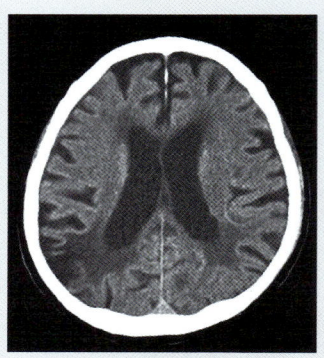

図1　77歳時のCT画像

- 【現病歴】
  　研究所職員を68歳で退職後、妻と二人で自立した生活を送っていた。X－7年夏（70歳）、起床時に左半身の力が入らないことに気づき、家族に付き添われて近医総合病院を受診した。臨床症状から脳梗塞を疑われ、同日緊急入院となった。MRIなどの精査によって梗塞による右内頸動脈分枝閉塞が見つかり、右STA-MCA吻合術（浅側頭動脈-中大脳動脈吻合術）が施行され、同部位は再開通した。術後の経過は安定していたが、左不全麻痺、構音障害が残った。リハビリテーションによって麻痺は次第に改善し、自立歩行が可能になったため、入院1ヵ月後に自宅へ退院となった。しかし、家ではぼんやりしていることが多く、外出はしたがらなくなった。また妻に依存的で、同じことを何度も訊くことが多くなった。このためかかりつけの内科で相談したところ、改訂長谷川式簡易知能評価スケール（HDS-R）が22点、Mini-Mental State Examination（MMSE）が24点であり、失見当識、軽度の近時・長期記憶障害、実行機能障害が認められ、血管性認知症と考えられた。その後、要介護2の認定を受け週3日のデイサービスと介護ヘルパーを

利用しながら自宅で過ごしていたが、認知機能障害は徐々に進行し、X－2年のHDS-R、MMSEはともに16点まで低下していた。X年3月頃より、自分の思い通りにならないことがあると些細なことでも怒り出すようになり、興奮し妻に暴力を振るうことがあった。夜中に起き出し、引き出しの中の物を出す等のまとまらない行動もみられるようになった。同時期より尿失禁を認めるようになり、妻の介護の疲労も増していた。内科で抑肝散が開始されたが、症状の改善を認めなかった。

　6月、妻に連れられ、当院当科専門外来を初診した。初診時、表情変化に乏しく、自発性低下、思考緩慢、構音障害、歩行障害を認めた。HDS-R、MMSEは施行時に怒り出してしまい、実施は困難であった。

　当院初診時のCT画像（図1）では、右半球に強調される大脳深部白質の低吸収域が認められ、虚血性の変化が示唆された。

Q1 もっとも考えられる診断は？

お答えします

7年前の脳血管障害後に認知機能障害がみられている。また血管障害による神経症状がみられていることやその客観的な所見が画像上確認されていることから、血管性認知症（vascular dementia：VaD）と診断される。VaDの下位分類については、本症例は中大脳動脈領域に梗塞巣を認めており、梗塞性認知症と診断できる。

ミニポイント

VaDの診断にはNINDS-AIRENの基準が用いられることが多いが、その内容は認知症であることに加えて、明らかな脳血管障害後3ヵ月以内に認知症が出現すること（ただし認知機能の急激な低下や階段状の悪化が明らかな場合にはなくてもよい）、脳血管障害による神経症状があること、脳血管障害の画像所見があること、である。したがってVaDの診断にあたっては、これらの点を確認することがもっとも重要である。

またVaDでは、精神症状に動揺性を認め、夜間興奮、抑うつ症状、せん妄を呈することが多い。特徴的な臨床症状としては、認知症初期からの歩行障害、それによる転倒の既往、初期からの尿失禁、仮性球麻痺（構音障害、嚥下障害）、腱反射の亢進と左右差、人格や感情の変化などがあげられる。失語、失行、失認、視空間障害、構成障害などの大脳皮質症候や遂行機能障害を呈することもある。

VaDの初期には記銘力障害が目立たないことも多いため、記銘力や見当識に関する項目を多く含み、なおかつその点数比重の高いHDS-Rでは点数が低下しないことがある。一方、MMSEは相対的に記憶・見当識の点数が低く、視空間認知や構成の課題が含まれるため、

HDS-Rと比べればVaDを検出しやすい。しかしながら、VaDでは障害部位によってさまざまなパターンの認知機能障害がみられ、いずれのスクリーニング検査でも総点が高いことがあるため、これらの検査のみに頼って認知症の有無を判断しないことが重要である。

　アルツハイマー病（Alzheimer's disease：AD）との鑑別については、純粋なADでは末期まで運動障害や知覚障害はみられないため、認知症患者に局所神経症状がみられた場合には、VaDや他の変性疾患の合併の可能性を考える。

　また、ADとVaDを合併した認知症は混合型認知症とよばれるが、混合型認知症は本来は病理学的概念であり、病理学的に混合型認知症と診断されるのは、認知症患者の脳に、ADと診断するに十分な老人性変化（老人斑と神経原線維変化）とVaDと診断するに十分な血管性変化が共存しているという条件を満たす場合である。臨床的にも、混合型認知症の概念を拡大解釈しないことが重要である。

Q2 診察への協力が得られない場合にはどうしますか？

お答えします

　認知症の診断には、病歴の聴取、診察による評価、画像検査の3つがとくに重要である。本例では診察への協力が得られないので、病歴の聴取は同伴の妻から行う。診察では、一般的な会話の中で、理解・判断力の程度や見当識、近時エピソード記憶障害の程度について評価を行う。認知機能障害の評価尺度には、質問式の知的機能検査（HDS-RやMMSE）と行動評価尺度があるが、本人の協力が得られないので後者に

よって評価を行う。神経症状については、診察室への入室前から診察中の一連の動作の中で麻痺の有無について確認を行う。また同伴者から聞き取った日常の行動の様子も合わせて判断する。画像検査については、本例の場合には精神症状を主訴に来院しており、症状の急激な変化がみられていたわけではなく、頭蓋内に急性期病変がみられる可能性は考えにくいため後日実施する。

わたしはこうしています

　上記のように、認知症の診断に際しては、病歴の聴取、診察による評価、画像検査の3つがとくに重要である。しかしながら、本例のように精神症状が活発な場合やせん妄状態である場合など、本人の診察への協力が得られないことも少なくない。

　認知機能障害を評価する際に、形式的な質問に対して協力が得られない場合には、「だいぶお待たせしましたか？」「今日はどうやってこちらに来られましたか？」「もうお昼は食べましたか？」「一緒にいる方はどなたですか？」などといった一般的な会話から、本人の理解力や見当識、近時のエピソード記憶等についておおよその評価を行っている。

　認知機能障害の評価尺度には、質問式の知的機能検査（HDS-RやMMSEなど）と行動評価尺度（CDRやFASTなど）がある。とくに認知症の有無の診断には質問式の知的機能検査が優れているが、その実施には本人の協力が必要である。一方の行動評価尺度による評価は、本人の日常生活の様子を把握している同伴者がいればできるので、本人の協力が得られない場合にこちらを使用している。行動評価尺度は本来は認知症の重症度の判定に適しているが、認知症の有無についてもある程度の判定が可能である。

　また、神経診察で不全麻痺や腱反射の有無を確認するなど、障害された大脳皮質の機能局在に一致した神経症候を的確に評価することも重要であるが、これについても本人の診察への協力が不可欠である。協力が得られない場合には、同伴者から聞き取った日常の動作や、診察当日の動作から評価している。その場合には、診察中だけでなく、診察前や診

察室への移動などの、さまざまな場面での動作を観察する。

　画像検査については、とくに急性期のVaDの診断には不可欠であり、本人の協力が得られない場合には、鎮静下で実施している。しかし、本例のように、精神症状が長期にわたって（少なくとも数日の単位ではなく）続いている場合には、急性期の病変がある可能性は少ないので、検査を施行するリスクとベネフィットを考慮して実施の適否を判断する。

Q3 このあとの検査をどう進めますか？

お答えします

　精神症状が落ち着いた時点で、頭部CTもしくはMRI検査を実施する。これらの検査によって認知症の責任病巣が確認されない場合には、SPECTやPETなどの機能画像検査を追加する。

わたしはこうしています

　認知機能障害を主訴に来院した患者さんには、原則としてCTもしくはMRIを施行し、梗塞巣と萎縮の有無を確認している。**Q1**に記載したように、VaDの診断には脳血管障害の画像所見が必要であるが、実際には病変の部位や大きさが認知症の責任病巣として妥当かどうかの判断が難しいことが少なくない。さらに、経過が非定型的である場合や、障害された大脳皮質の機能局在と神経症候が一致しない場合もあるが、このような場合にはSPECTやPETを施行して、血流低下や糖代謝低下の局在を確認している。

　なお、ADやレビー小体型認知症（dementia with Lewy bodies：DLB）との鑑別や、合併を確認する必要がある場合には、SPECTやPET検査

を行っている。ADでは帯状回後部や楔前部の血流や糖代謝の低下がみられるのに対して、DLBでは後頭葉の血流や糖代謝の低下が特徴的である。さらにDLBとの鑑別には、MIBG心筋シンチグラフィを行っている。DLBではADに比して、MIBG心筋シンチグラフィのH/M比（心臓縦隔比）が有意に低下する。

Q4 コリンエステラーゼ阻害薬を投与しますか？

お答えします

コリンエステラーゼ阻害薬であるドネペジル（アリセプト）とガランタミン（レミニール）はいずれもADの進行抑制に有効な薬剤であるが、海外での報告によればVaDに対しても効果が認められる。またNMDA受容体阻害薬であるメマンチン（メマリー）にも同様の効果が認められている。しかしながらわが国では、現時点ではいずれもVaDへは保険適応外であるので、本例に対して保険適応上は投与できない。

わたしはこうしています

中核症状に対して治療可能性がある治療法は患者さんやご家族にとって大きな希望につながるので、下痢・嘔吐などの胃腸障害や不安焦燥などの精神症状の副作用の可能性を説明し、さらに同薬剤使用は保険適応外であることなどを説明した上で、同意が得られた場合には使用を検討する。とくにQ1で記載したような混合型認知症が疑われる場合には、積極的に使用を検討する。

ミニポイント

　わが国において、VaDの中核症状に対して保険適応の得られている薬剤はない。しかしながら、ドネペジルとガランタミンは、NINDS-AIRENの診断基準に沿って診断されたVaDに対する二重盲検無作為割付臨床試験で、プラセボ群に対して認知機能の有意な改善が認められている。また、NMDA受容体阻害薬のメマンチンも同様に、二重盲検無作為割付臨床試験で、VaDおよび脳血管障害を有するADにおいて、プラセボ群に比較して有意の改善が認められている。

Q5 周辺症状に対してどのような治療をしますか？

お答えします

　易怒性の亢進や興奮に対しては、チアプリド（グラマリール）の使用を検討する。チアプリドは、ドパミンD2受容体拮抗作用を有し抗精神病薬に分類されるが、効果・副作用ともマイルドであり高齢者に対して比較的使いやすい。また効能・効果は「脳梗塞後遺症（攻撃的行為、精神興奮、徘徊、せん妄）の改善」であり、保険適応上も問題がない。
　夜間のせん妄に対してはチアプリドのほか、ラメルテオン（ロゼレム）の使用を検討する。

わたしはこうしています

　VaDの患者には抑うつ、自発性低下、不安焦燥、衝動失禁、せん妄、興奮、易怒性の亢進などの多様な周辺症状が出現することがある。

頻度がもっとも高い抑うつに対しては、起立性低血圧や抗コリン作用から生じるせん妄などの副作用が少ない選択的セロトニン-ノルアドレナリン取り込み阻害薬（SNRI）を選択している。不安焦燥の強い場合には、クロチアゼパム（リーゼ）などの半減期の短いベンゾジアゼピン系抗不安薬を選択する。本例のように興奮や易怒性が前景に立っている場合には、抑肝散のほか、チアプリド、リスペリドン（リスパダール）、クエチアピン（セロクエル）等の抗精神病薬を副作用の出現をみながら少量より使用している。なお、意欲や自発性低下が目立つ症例には塩酸アマンタジン（シンメトレル）やニセルゴリン（サアミオン）などが保険適応となっており、使用を検討している。

　また、高齢者の不眠や昼夜リズムの乱れ、せん妄に対してはラメルテオンを使用することがある。高齢者にみられる睡眠の問題として、加齢に伴う睡眠維持機能の低下と概日リズム機能の低下があげられ、後者の原因としては視交叉上核の神経細胞数の減少およびメラトニン分泌の低下が想定されている。さらに高齢者が認知症になった場合には、日中の活動性の低下、太陽光照射などの環境光暴露の減少、網膜感受性をはじめとした感覚器機能の低下が加わり、概日リズム機能がより一層低下しやすい。ラメルテオンは、メラトニン受容体に結合して睡眠・覚醒リズムを調節する作用を有するため、概日リズム機能の低下がみられる高齢者、とくに認知症患者に対しては使いやすい。

！ここに注意！ピットホール　チアプリド以外の抗精神病薬の処方は、基本的には適応外処方であるため、処方する際には、抗コリン作用、起立性低血圧、せん妄、パーキンソニズムなどの副作用の説明を行い、本人、家族に対して十分なインフォームドコンセントを行うことが重要である。また使用する場合には、必要最小限の使用に留めることが肝心である。高用量での内服は、過鎮静や転倒のリスクを高め、突然死のリスクも高めるとの報告がある。抑肝散を使用する際には、血清Kの低下がないか定期的に採血で経過を追うことも必要である。

Q6 易怒性、暴力などの周辺症状への対応について家族にはどのように説明しますか？

お答えします

まず、易怒や暴力等の周辺症状も認知症の症状であることを説明する。そして病気の症状であるために、家族が本人を理詰めで説き伏せようとしても、解決には至らないことが多いことを説明する。

また、本人の易怒性や暴力が、特定の状況や場面でみられるのか、それとも常に焦燥感が強く易怒的、暴力的であるのかを確認して、特定の状況や場面でみられるようであれば、その状況や場面を回避する方法を考える。一方、常に焦燥感が強く、些細な刺激に対して興奮するようであれば、対応方法を変えるだけでは解決しないことが多いので、薬物治療について検討する。

易怒性や興奮は介護負担を増大させるため、適切な介護サービスが導入されているかを確認してアドバイスを行う。

さらに、易怒性や興奮が激しく、外来での治療によっても症状が改善せず、在宅介護が難しくなった場合には、施設入所や精神科病院（認知症病棟）への入院も可能であることを説明する。

わたしはこうしています

認知症が軽度から中等症に進行すると、健忘をはじめとする認知機能低下などの中核症状に加え、もの盗られ妄想、徘徊、易怒性、興奮など周辺症状が多く出現するようになる。そして家族をはじめとする介護者は、このような周辺症状によって精神的にも肉体的にも疲弊してしまうことが多い。家族に対しては、まず周辺症状の説明をわかりやすく行うようにしている。その上で、家族には焦らず支持的受容的態度で接することを伝え、感情的で高圧的な患者の自尊心を損なう態度は決してしないよう指導を行っている。

!ここに注意! ピットホール

認知症の診療では、患者本人への配慮はもちろんであるが、患者の介護をする家族に対しても十分な配慮が必要である。介護者が孤独感を抱えながら必死で介護している状況に対して、家族の労を労うことも重要である。また、介護者の負担ができるだけ少なくなるよう、デイサービスやショートステイ、訪問介護などの介護サービスを利用することを勧める。とくに周辺症状は介護負担を著しく増大させるので、周辺症状が激しい患者の介護者に対しては丁寧に説明することが重要である。

VaDでは最終的に寝たきりの状態になることも多く、在宅介護の限界がくることもある。その場合には、本人をどのような施設に入所させるのかについて、ケアマネージャー等も含めて相談を行う。本例のように精神症状が激しい場合には、施設入所が困難で精神科病院の認知症病棟への入院を必要とすることもあるが、これについてもあらかじめ伝えておく。このように、どのような状況になった場合でも医療や福祉の支援が得られることを伝えておくことは、介護者にとって大きな安心感につながる。

CASE ⑪ 脳梗塞の既往があり、易怒性、攻撃性が目立つようになった症例

【症　例】77歳、男性

【主　訴】
　易怒性、妻に対する暴言、暴力

【既往歴】
　50歳から高血圧。70歳脳梗塞。
　現在近医で降圧剤、抗血小板剤を処方されているが、服用は不規則。

【嗜好品】
　75歳まで日本酒毎晩2合、喫煙10本/日。

【生活歴】
　もともと人付き合いは苦手で短気な性格。中学卒業後、農業に従事した。26歳時結婚。実子は一男、一女。現在長男56歳と長男の嫁50歳と同居。

【現病歴】
　70歳時、朝方急に立ち上がれなくなり、救急病院を受診。頭部CT検査で脳梗塞を指摘された。1週間の入院で状態は改善し、その後はとくに麻痺などの後遺症はみられなかった。
　75歳夏頃から、畑に行くと道具をしばしば置き忘れてくるようになり、また約束の日時を間違えることも増えた。自分でも「もの忘れがひどい」と気にするようになり、「こんなに忘れものするようでは、おれももう終わりだ」と落ち込むことがあった。また、もともと短気な性格がさらに激しさを増し、自分の思うとおりにならないことがあると突然声を荒らげ興奮するようになった。
　76歳の春、それまで続けてきた農作業の段取りが悪くなり、作業に周囲の助けが必要となった。それを機に農作業に出かけなくなり、家

で過ごすことが多くなった。妻が外出すると、「自分ばかり出かける。帰ってきたらただじゃおかない」などといらだちをみせたという。今年1月から歩行が遅くなり、ときに夜間トイレに間に合わなくなった。同じ頃から、妻に対する暴言がさらに目立つようになり、ときに暴力をふるい、家族が止めに入ることもあった。このため心配した家族に連れられ、外来を受診した。

【初診時現症】

意識は清明。礼節は保たれ、質問に返答するが、返答に窮すると若干いらついた表情をみせる。もの忘れについて自覚し「最近本当に忘れっぽくなった。覚えようとしてもなかなか覚えられない」といい、「こんなになっては、だめだな」と認知機能の低下に反応した抑うつ状態を認めた。年齢については「80いくつか覚えていない」という。一方で1ヵ月前に大地震があったこと、3日前にMRI検査を行ったことなどを覚えており、エピソード記憶は比較的保たれていた。着脱衣、排泄行為、入浴など基本的なADLは保たれている。妻に対しては「ついかっとしてしまう」と易怒性を認めるが、嫉妬妄想は否定。そのほか幻覚・妄想は否定した。食欲、睡眠は良好で、レム睡眠行動障害は認められなかった。

Mini-Mental State Examination（MMSE）は19/30（日時－2、場所－3、計算－3、再生－1、文章の記憶－1、作文－1）。

【身体所見】

身長163cm、体重60.5kg。年のわりにがっちりした体格。
血圧172/92mmHg。脈拍72/分、整。

【神経学的所見】

歩行はやや開脚で緩慢。その他両側肘関節に軽度の筋固縮を認める。振戦はみられず、麻痺や腱反射の障害を認めない。

頭部MRIを、図1、2に示す。

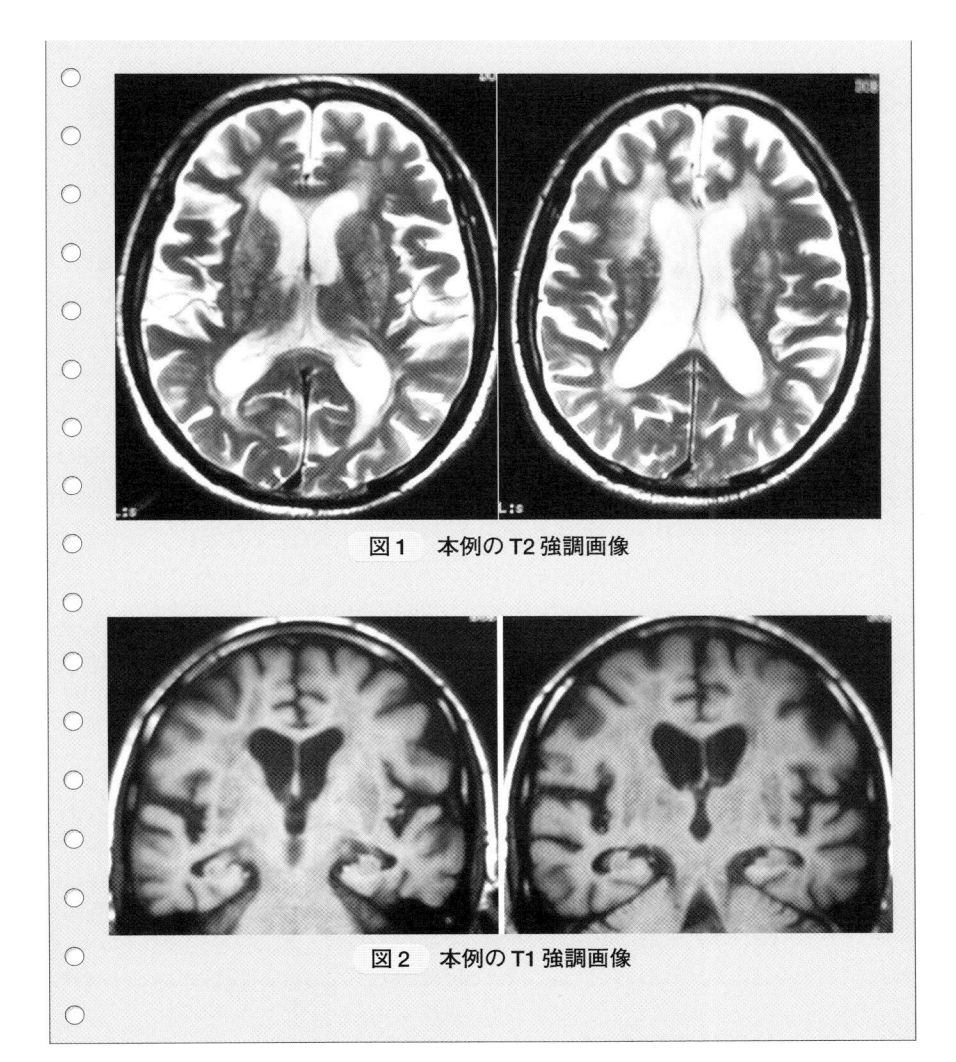

図1　本例のT2強調画像

図2　本例のT1強調画像

Q1 どのような症状がありますか？

お答えします

認知機能障害としては、記憶障害を認めるが、1ヵ月前の地震のこと、3日前のMRI検査のことを覚えており、エピソード記憶障害は高度とはいえない。また認知機能の低下に対する病識がある。このほかの認知機能障害として、時間や場所に関する見当識障害、長年行ってきた農作業の段取りが悪くなり一人で行うことが困難になってきたことから遂行機能障害が認められる。MMSE検査の結果も認知機能障害が示唆される。連続引き算の結果から注意、遂行機能障害が示唆されるが、この項目は学歴やもともとの計算能力を考慮しなければならない。なお認知機能障害の出現、悪化の時期が比較的明瞭な点も本例の特徴である。

BPSD（Behavioral and Psychological Symptoms of Dementia）としては、易怒性、妻に対する攻撃性が認められる。また、認知機能の低下に反応した抑うつも認めた。

さらに身体所見として、歩行障害と軽度の筋固縮を認めている。

Q2 画像所見は？

お答えします

側脳室の拡大が認められるが、これは大脳白質の広範な虚血性変化で生じた萎縮によるものである。大脳白質や基底核領域にT2強調画像で高信号域が多発しており、虚血性の所見が目立つ。一方、海馬や大脳皮質は年齢を考慮すると、年齢相応か軽度の萎縮にとどまる。

Q3 もっとも考えられる診断は？

お答えします

　本例は、発症や症状の増悪時期が比較的明瞭である。また遂行機能障害は明らかだが、エピソード記憶の障害は高度ではない。病識があり、そのため抑うつ的となることがある。MRIでは、大脳白質や基底核領域に著明な高信号域を認める。さらに76歳時に脳梗塞の既往があること、高血圧のコントロールが不良なこと、歩行障害や筋固縮などの神経所見がみられることなどの点を考慮すると、多発梗塞性認知症がもっとも考えられる。

Q4 鑑別すべき疾患は？

お答えします

　鑑別すべき疾患の1つは、もっとも患者数が多いアルツハイマー型認知症である。しかし、アルツハイマー型認知症は、通常発症時期が不明瞭なこと、エピソード記憶障害を中心とした高度の近時記憶の障害を進行性に認めること、合併症がなければ認知症が高度になるまで歩行障害などの身体症状は出現しないことなどの特徴があり、本例の臨床像とは異なる。またアルツハイマー型認知症で通常見られる海馬の萎縮が本例では目立たない。

　錐体外路症状を認めることから、レビー小体型認知症との鑑別も必要だが、錐体外路症状以外には、認知機能の変動、幻視、レム睡眠行動障害などのレビー小体型認知症を示唆する症状を認めない。

なお血管性認知症とアルツハイマー型認知症の両方の存在が考えられる場合、混合型認知症と診断される。これについてはピットホールでふれる。

> **！ここに注意！ ピットホール**
>
> 頭部CTやMRI検査でラクナ梗塞の所見を認めるからといって、多発梗塞性認知症と診断するのは早計である。高齢になると多少のラクナ梗塞はあっても不思議ではない。それが認知症の原因かどうかは、慎重に検討しなければならない。ラクナ梗塞があってもアルツハイマー型認知症に特徴的な臨床像であれば、アルツハイマー型認知症と診断される。診断に迷う場合SPECTは有用である。多発梗塞性認知症では前頭葉の血流低下を認めることが多く、アルツハイマー型認知症では通常、頭頂側頭連合領域や後部帯状回、楔前部に血流低下を認める。ただし、アルツハイマー型認知症と血管性認知症の両者の臨床的特徴を認める例もしばしば存在する。例えば脳梗塞の既往があり、画像所見では梗塞所見が多発し、神経所見も認めるが、進行性の高度の近時記憶障害を認め、海馬の萎縮も明らかな場合など、混合型認知症と診断される。

Q5 病名告知についてはどのように説明を行いますか？

お答えします

多発梗塞性認知症という病名を説明しても理解されにくい。「小さな脳梗塞（または血液の流れが悪くなったところ）がいくつかあって、そのためにもの忘れをしたり、気分がいらいらしやすくなる」など状態像を説明するとよい。

Q6 家族へのアドバイスにはどういったものがありますか？

お答えします

　アドバイスの内容は、非薬物的対応に関するアドバイスと薬物療法に関する注意事項に大別される。

　妻への暴力に発展しそうな場面では、別の家族が介入し、他のことに注意をむけさせたり、気分が鎮まるような対応を試みるよう話す。言動を高圧的に押さえ込もうとすると、かえって興奮を増長することがある。妻のどんな行動に対して腹を立てるのか、暴言や暴力のきっかけとなる出来事はないか検討し、もし見いだせればそれに対応する。たとえば妻が患者のもの忘れや身体機能の低下について指摘することが興奮のきっかけであれば、そのような発言は控えるよう注意する。妻が外出することで、自分が取り残された感情を抱き立腹するのであれば、家族と一緒の外出に誘うのもよい。農作業ができなくなった自身に対する不満の表れがあれば、農作業で本人の指導を請うなど、本人の自己評価が高まるような試みも一法であろう。介護保険を通したサービスの導入も試みる。歩行障害に対するリハビリとしてデイケアを勧めてみる。ただし本例のような性格の場合、通所サービスの導入が困難なことも少なくない。その場合訪問看護を試みるのがよい。症状が治まらなければ妻を避難させることも検討しなければならない。

　薬剤を開始する場合は、薬剤の効果や副作用について家族に説明し、副作用出現時の対応についても話す。

　多発梗塞性認知症を進行させないためには、高血圧などの身体疾患の治療が大切である。本例は、降圧剤や抗血小板剤の服用が不規則であり、高血圧のコントロールも不良である。家族に薬剤の管理を求める必要があろう。

わたしはこうしています

　認知症の診断やその後の対応にとってもっとも大切なことは病歴聴取であり、家族から、認知機能障害、生活機能障害、身体機能障害、BPSD の有無について客観的な情報をもらさず聴取する。BPSD がある場合、患者の病前性格、家族との人間関係、症状が出現するきっかけとなる出来事の有無などについての情報も重要である。初診時には画像など検査所見などがそろっていないことが多く、診断を確定することが困難なため、もっとも可能性が高い診断名、鑑別すべき診断名をあげておき、検査結果や、再診時の診察を通して診断を決定する。

　BPSD を認める場合、初診時から対応が必要な場合が少なくない。BPSD に対しては、まず非薬物的対応を十分に行うことが重要である。家族へのアドバイス、環境調整、介護保険のサービスの導入などが柱である。興奮や暴力のきっかけとなる出来事があれば、それを解決するよう努める。これらの非薬物的対応を行った上で、必要に応じて薬物療法を行う。本例では、興奮が激しく、暴力もみられることから薬物療法が必要である。薬物療法では、安全性の高い薬剤の選択を心がける。少しでもレビー小体型認知症の可能性があれば、とくに慎重に薬物療法を行う。その意味で私は BPSD に漢方治療が可能かどうかまず考慮している。

Q7 どのような処方をしますか？

お答えします

　認知症患者の易怒性、攻撃性に対しては抑肝散がしばしば用いられる。通常 1 日 5g から開始し、症状が治まらなければ低 K 血症に注意しながら 7.5g まで増量する。本例は、血管性認知症、がっちりとした体格で、高血圧もあり、また易怒性と同時にうつ状態も認める点から、黄

連解毒湯も有用と考えられる。黄連解毒湯を1日5gから開始し、状態によっては7.5gに増量する。本例はすでに抗血小板剤が投薬されているが、そうでない場合、脳梗塞予防のため脳循環改善剤や脳血管拡張薬などを併用することがある。

わたしはこうしています

　認知症でみられるBPSDに対して漢方薬はよい適応である。認知症の易怒性、攻撃性に対しては、抑肝散を第一選択薬にしている。体力が弱っている場合や、抑肝散で消化器症状などの副作用がみられた場合、抑肝散加陳皮半夏に変更する。腹証も1つの指標になる。腹直筋に張りがあれば抑肝散で、腹直筋に張りがなく、腹部大動脈の拍動を触れれば抑肝散加陳皮半夏の効果が得られやすい。抑肝散や抑肝散加陳皮半夏はレビー小体型認知症の幻覚に対しても用いられる。血管性認知症の精神症状に対しては釣藤散や黄連解毒湯の効果が報告されている。釣藤散は、せん妄、不眠、幻覚・妄想に対する効果が示されている。また黄連解毒湯は、興奮、不安、焦燥、抑うつに対する効果が報告されている。体格がよければ黄連解毒湯、華奢であれば釣藤散を選択する。この両剤は高血圧に対しても効果があり、また血液循環改善作用も有している。高齢者に漢方を用いる場合、1日2回（5g）の投与から開始している。効果が得られなければ3回に増やす。

　ただし専門外来には、漢方薬で改善が見られないケースが紹介されてくることが多い。激しい興奮を呈する場合、私はバルプロ酸や非定型抗精神病薬を用いている。バルプロ酸は100〜200mg/日から開始し、改善が見られなければ300mg程度まで増量することも可能である。高アンモニア血症、眠気、ふらつきなどの副作用に注意する。また抗精神病薬としては、リスペリドン0.5〜1mg/日やクエチアピン25〜100mg/日などを用いることが多い。ただし錐体外路症状などの副作用による身体機能の悪化に注意が必要である。糖尿病がある場合、クエチアピンやオランザピンは使用禁忌である。これらの薬剤は適応外処方であり、使用前に家族に十分説明し、同意を得る必要がある。

参考文献

1) 水上勝義：BPSDの治療. Dementia Japan, 24(4): 453-459, 2010.

CASE 12
くも膜下出血後に行動障害、易怒性、理解力の低下が出現した症例

- 【症　例】69歳、女性
- 【主　訴】
  　10分前のことを忘れる、怒りっぽい
- 【既往歴】
  　特記すべきことなし
- 【現病歴】
  　67歳時、くも膜下出血を発症し総合病院脳神経外科で手術が施行された。破裂動脈瘤以外に左前頭葉に未破裂動脈瘤が1個発見されている。術後1ヵ月から日常生活で様子がおかしいことに気づかれた。会話で簡単なことを理解できない、衣服を突然脱いだりする行動障害がみられた。夫によると手術前にはそのような異変に気づかれていない。脳神経外科の担当医からは、術後の一過性のもので心配いらないと言われていたが、その後も症状の改善がみられず、以降3ヵ所の医療機関を受診しているがはっきりした病名を告げられなかった。現在、10分前のことを忘れる、朝ご飯を食べたことも覚えていない、怒りっぽいなどの症状がみられる。手術前は穏和な性格でリーダーシップのある主婦であったが、今はすごい形相で怒りだし攻撃的言動がしばしばみられる。無断外出し短時間行方不明になったことがあり、一人で外出させられない、日中はデイサービスを利用しているが自宅にいるときには外に出られないように家中を施錠している。日によって状態の良いときと悪いときがあり、調子が良いと行動などはスムーズであるが、調子が悪いと自宅や介護施設で寝ていることが多い。介護施設から紹介されて当院もの忘れ外来に受診となった。

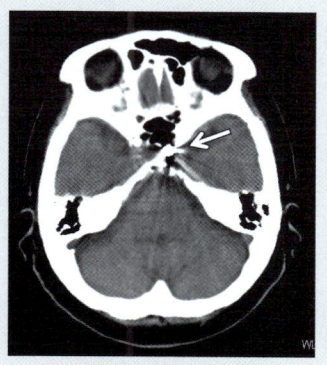

図1　症例のCT画像

【問診・診察】

診察に対しては協力的であるが自分から話すことはない。以下、問診の様子を示す。

具合はどうですか？　▶「同じよう……」
おいくつですか？　▶「勘定したことない」
誕生日は？　▶「昭和○年□月△日」（正答）
今何月ですか？　▶「7月」（10月が正答）
ここはどこですか？　▶「わからない」

内科的には異常はみられない。神経学的には歩行は正常で四肢に明らかな脱力はなかった。

【頭部CT】

左内頸動脈にクリッピングによると思われるアーティファクトが観察される（図1矢印）。くも膜下出血術後のCT所見である。両側の前頭葉優位に軽度の脳萎縮を認めるが脳内に明らかな脳梗塞などの局在病変はみられない。

【神経心理検査】

図2は、初診時に施行した改訂長谷川式簡易知能評価スケール（HDS-R）の結果を示したものである。日時の認識ならびに3単語の遅延再生、5物品名の記憶、単語の列挙（野菜名の想起）で明らかな支障が認められる。図3は、1時45分の時計の絵を描かせる課題である。自発描画課題では時刻の誤りがみられ、模写描画課題では時刻の誤り、12を余計に付加描画するなどの支障がみられる。

年齢	1／1
日時の認識	1／4
場所の認識	2／2
3単語の復唱	3／3
計算	2／2
数字の逆唱	1／2
3単語の遅延再生	0／6
5物品名の記憶	2／5
単語の列挙	2／5
合計	14／30

図2　改訂長谷川式簡易知能評価スケール（HDS-R）の結果

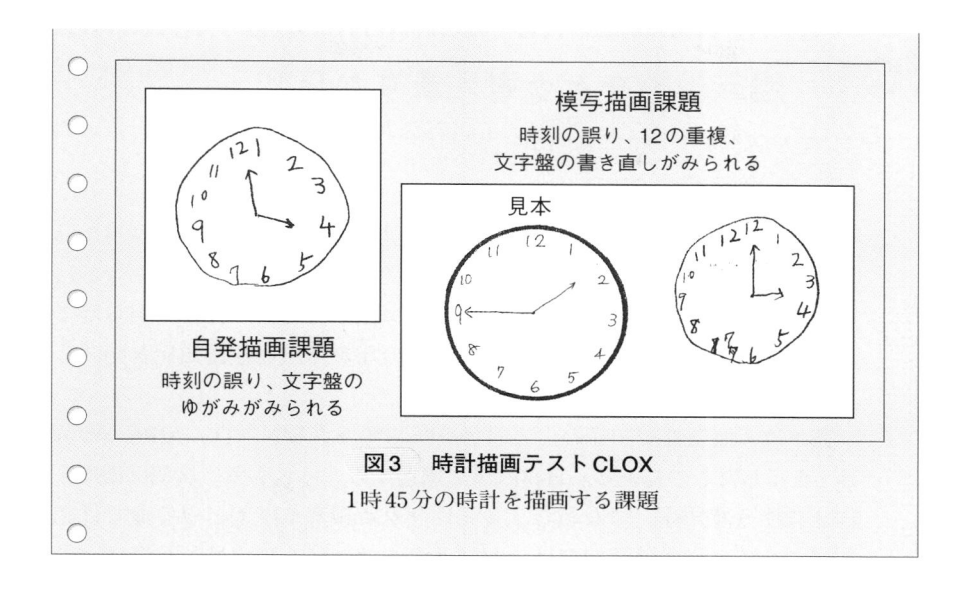

図3 時計描画テストCLOX
1時45分の時計を描画する課題

自発描画課題
時刻の誤り、文字盤のゆがみがみられる

見本

模写描画課題
時刻の誤り、12の重複、文字盤の書き直しがみられる

Q1 臨床診断をどう考えますか？

お答えします

病歴からくも膜下出血以前には認知症を考えさせる所見がないこと、術後1ヵ月から言動や行動に変化がみられていること、日常生活に支障がみられることから、くも膜下出血に伴う認知症の存在は明らかである。臨床診断としては、血管性認知症のなかで出血性認知症と判断してよい事例である。

表1は、血管性認知症の代表的な診断基準であるNINDS-AIRENの分類[1]を示したものである。日常臨床で遭遇するもっとも多い病型は細血管病変に伴う認知症、すなわち、多発性ラクナ梗塞が主因となる血管性認知症である。出血性認知症はそれほど多くはない。出血性認知症は、前頭葉や視床、後頭葉など認知機能に重要な部位に出現する脳出血が主因になる認知症、くも膜下出血に伴う認知症、治療可能な認知症のひとつである慢性硬膜下血腫に起因する認知症に分けられる。

表1　NINDS-AIRENによる血管性認知症の分類

1. 多発梗塞性認知症　multi-infarct dementia
主幹動脈閉塞による梗塞が大脳皮質、皮質下に多発
2. 認知症の成立に重要な領域の限局性梗塞　strategic single-infarct dementia
視床や角回、前脳基底部など認知機能に関与する重要な部位の梗塞
3. 細血管病変に伴う認知症　small-vessel disease with dementia
a. 多発性ラクナ梗塞　multiple lacunar strokes (lacunes)
b. ビンスワンガー病
c. 大脳アミロイドアンギオパチー
4. 低灌流による認知症　hypoperfusive dementia
心停止や著明な低血圧による全脳虚血あるいは分水嶺領域にみられる限局性虚血に起因する認知症
5. 出血性認知症　hemorrhagic dementia
慢性硬膜下血腫、くも膜下出血の後遺症、脳出血に起因する認知症
6. その他　other mechanisms
上記の組み合わせ、未知の原因による認知症

(Román GC, Tatemichi TK, Erkinjuntti T, et al. : Vascular dementia : diagnostic criteria for research studies. Report of the NINDS-AIREN international workshop. Neurology, 43 : 250-260, 1993[1] より著者訳)

Q2 血管性認知症の診断基準を教えてください。

お答えします

NINDS-AIREN の提唱する血管性認知症の臨床診断基準を**表2**に示す。臨床的に血管性認知症と診断する場合、①認知症の存在、②脳血管障害の存在、③認知症と脳血管障害との時間的関連の3つの要素が求められる。認知症の診断は、もの忘れ（記憶障害）以外に2つ以上の認知機能で障害が認められ、かつ日常生活に多大な支障をきたす場合に下される。脳血管障害の存在は、神経症状と脳画像検査から判断される。血管性認知症の臨床診断でもっとも問題となる点は、認知症と脳血管障害との時間的関連である。診断基準では、脳血管障害発症後3ヵ月以内に認知症が認められることがあげられている。しかし、この3ヵ月の規定は恣意的なものであって明白な根拠があるわけではない。これが血管性認知症の診断に際しての曖昧さを残す問題点になっている。病初期からの歩行障害や尿失禁の出現、頻繁な転倒、著明な人格の変化と気分障害は血管性認知症を示唆する所見である。一方、病早期から記憶障害が目立つ症例や、画像検査で脳血管障害を認めないあるいは片麻痺などの局所神経徴候がみられない症例では血管性認知症の可能性は低い。

！ここに注意！ ピットホール

脳血管障害の既往がみられ、片麻痺や構音障害などの局在神経症状がみられると、即座に血管性認知症と診断しがちである。血管性認知症は、アルツハイマー型認知症、レビー小体型認知症とともに認知症の3大原因疾患と言われてきたが、近年、血管性認知症は従来考えられているほど多くはない？との考えが浸透してきている。現在使用されている血管性認知症の診断基準の不確実性について述べてみたい。血管性認知症の臨床診断にもっとも使用されているのが**表2**に示す NINDS-AIREN の診断基準である。この診断基準では、認知症の診断のために記憶障害が必須項目とされ、さらに記憶障害に加えて2つ以上の認知機能の領域での障害が必要と規定されている。血管性認知症では、記憶障害よりも実行機能障害が先行するあ

るいは優位な症状になることが多い。記憶障害を必須とすると、実行機能障害のみを示す軽度の血管性認知症が見逃される可能性が高い。また、画像所見に一致する神経脱落症状を示さないあるいは臨床的に脳梗塞発作を呈さない患者さんも少なくない。NINDS-AIRENの提唱する診断基準は、アルツハイマー型認知症の診断基準に準拠しているとの批判がみられ、"脳血管障害を伴うアルツハイマー型認知症"を診断している可能性を否定できない。

表2 NINDS-AIRENによる血管性認知症疑いの診断基準

I. 血管性認知症疑いの必須条件
1. 認知症の存在
   ①認知機能の病前からの明らかな低下がみられる
   ②記憶障害ならびに2つ以上の認知機能の領域(見当識、注意、言語、視空間認知、操作機能、運動統制、行為)で支障がみられる
   ③日常生活動作に重大な支障をきたすこと、しかし、脳血管障害に伴う身体症状が主因ではないこと
2. 脳血管障害の存在
   ①脳血管障害に由来する神経症状(片麻痺、感覚障害、半盲、構音障害など)がみられ、かつ画像検査で該当する脳血管病変が存在すること
3. 認知症と脳血管障害の時間的関連
   ①脳血管障害発症後3ヵ月以内に認知症が出現する
   ②認知機能の急激な悪化または動揺性、階段状の進行を示す認知機能障害

II. 血管性認知症を支持する徴候
   a) 病早期からの歩行障害
   b) 歩行が不安定、頻回の転倒
   c) 病早期からの排尿障害
   d) 仮性球麻痺
   e) 人格変化や気分障害(無欲、うつ)、情動失禁、皮質下由来の行動障害

III. 血管性認知症らしくない徴候
   a) 病早期から記憶障害が目立つ、認知機能障害(失語、失行、失認)が進行性に悪化するがそれらに対応する画像所見に欠ける
   b) 局所神経徴候がない
   c) 画像検査(CT、MRI)で脳血管障害が認められない

(Román GC, Tatemichi TK, Erkinjuntti T, et al. : Vascular dementia : diagnostic criteria for research studies. Report of the NINDS-AIREN international workshop. Neurology, 43 : 250-260, 1993[1]より著者訳)

Q3 HDS-Rの解釈を教えてください。

お答えします

改訂長谷川式簡易知能評価スケール（HDS-R）は、かかりつけ医の先生方がもっとも使用しているテスト式認知機能検査であり、30点満点で20点以下は認知症疑いとされる。認知機能を評価するすべてのテスト式認知機能検査に言えることであるが、検査結果は検査時の患者さんのやる気や集中力、聴力の良否、体調、検査環境など多くの要因に左右されることを銘記しておくべきである。年齢も重要な要因であり70歳代、80歳代の健常高齢者の場合、HDS-Rで21点以上を必ずしも獲得できるわけではない。健常者161名を対象にHDS-R総得点の分布を検討した結果[2]では、70歳代では16％、80歳代では14％が20点以下の成績であった（表3）。この年齢層は認知症を疑われ外来を受診することが多い。HDS-R総得点の解釈には注意が必要である。

表3 年齢層別にみた健常者161名のHDS-R得点分布

	30歳代 (2)	40歳代 (8)	50歳代 (12)	60歳代 (30)	70歳代 (80)	80歳代 (28)	90歳代 (1)	全体 (161)
15					2	1		3
16								
17					3			3
18					1	2		3
19				2	1			3
20				1	6	1		8
21					4	3		7
22					3	1		4
23				1	2	1		4
24			1	1	1	5	1		9
25					2	5		7
26			2	5	12	3	1	23
27		1	4	3	10	4		22
28			1	8	8	1		18
29			1	3	5	13	3		25
30	2		5	1	4	8	2		22
平均得点	30.0	28.8 ±2.2	27.4 ±1.7	26.8 ±3.1	25.3 ±4.0	24.6 ±3.9	26.0	25.9 ±3.7

（　）内は人数
（川畑信也：物忘れ外来ハンドブック アルツハイマー病の診断・治療・介護. 中外医学社, 2006, 表14[4]より許可を得て転載）

HDS-Rの結果を解釈する場合、総得点の多寡のみに捕らわれてはならない。認知症が軽度の段階では、HDS-Rで21点以上を獲得できる患者さんも少なくない。つまり患者さんが示す日常生活での支障の度合いとHDS-Rの結果とは必ずしも平行するわけではない。HDS-Rが比較的良好な成績を示していても下位項目の結果に注目すると認知症の有無の判断に役立つことが多い。私は、①3単語の遅延再生、②日時の認識、③単語の列挙（1分間で野菜の名前を述べる課題）、④5物品名の記憶の4項目を認知症があるのか否かの判断材料として重視している（図4）。

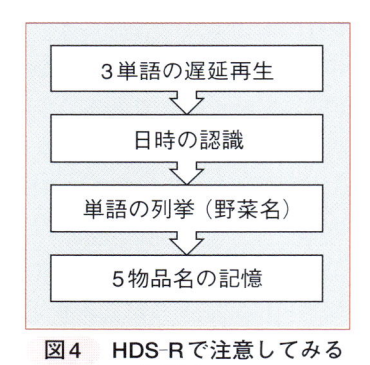

```
┌─────────────────┐
│  3単語の遅延再生  │
└─────────────────┘
         ↓
┌─────────────────┐
│   日時の認識     │
└─────────────────┘
         ↓
┌─────────────────┐
│ 単語の列挙（野菜名）│
└─────────────────┘
         ↓
┌─────────────────┐
│  5物品名の記憶   │
└─────────────────┘
```

図4 HDS-Rで注意してみる下位項目

！ここに注意！ ピットホール

HDS-Rなどのテスト式認知機能検査で認知症の有無を判断してはならない。大切はことは、患者さんの日常生活をよく知る家族や周囲の人々からの病歴聴取と患者さんへの問診・診察である。HDS-Rは、認知症の有無を判断するための補助検査にすぎない。

Q4 対応の仕方をどう説明したらよいですか？

お答えします

血管性認知症は、皮質下性認知症に分類される特徴を示すことが多い（図5）。これらの特徴を踏まえたうえで血管性認知症と診断された患者さんへの対応の仕方を介護家族に説明するとよい。

---

①忘れっぽい
　自分の脳に貯蔵されている記憶を引き出すまでに時間がかかる、その記憶をスムーズに利用することができない状態。

②思考の緩慢化
　患者さんの気持ちのなかには、'あなたはせっかちすぎる、私は、あることを行うまでにもっと時間がほしいのに'、という想いがある。

③情動あるいは人格の変化
　不関や無欲、無関心、抑うつ状態など負の方向に変化
　易刺激性や多幸、落ち着かないなど正の方向に変化

④操作が上手にできない
　獲得している知識や技能を上手に使えない

図5　皮質下性認知症（血管性認知症）の特徴

わたしはこうしています

　私は、血管性認知症と診断した患者さんの家族に対して、①患者さんと接するとき、時間をかけて患者さんの返事や反応を待ってあげることが必要、②自発性の低下や意欲の減退、周囲への関心の低下が目立つので、周囲からより積極的な働きかけを行うことが大切、③整容や入浴、歩行などの際、実際の遂行に時間がかかるので、じっくり待ってあげること、患者さんに遂行する時間を十分取ってあげること、決して急がせたりしない、④患者さんに身体的な危険性がないときには、患者さんの好きなようにさせてあげることも選択肢のひとつ、と説明している。血管性認知症の患者さんでは、自分の持っている記憶や知識、実行

機能をスムーズに使いこなすことが困難になっている場合が多い。介護家族には、血管性認知症の特徴を十分理解したうえで上手な介護、適切な対応を心がけるように指導したい。

Q5 怒りっぽい（易怒性）ときの対応の仕方は？

お答えします

血管性認知症では、誘因なく急に怒り出すなど感情の不安定さ、感情の易変性がしばしばみられる。本事例でも病前には穏和な性格であったが認知症に進展後、攻撃的な言動がみられ介護家族の負担になっている。なぜ怒りっぽい状態が生じるのか？ 考えられる発現機序を図6に示した。主な要因は、①家族や周囲の人々による対応の仕方が不適切、②脳の器質的障害（神経細胞脱落による）、③患者さんの想いや意思がうまく伝わらない、の3つが考えられる。

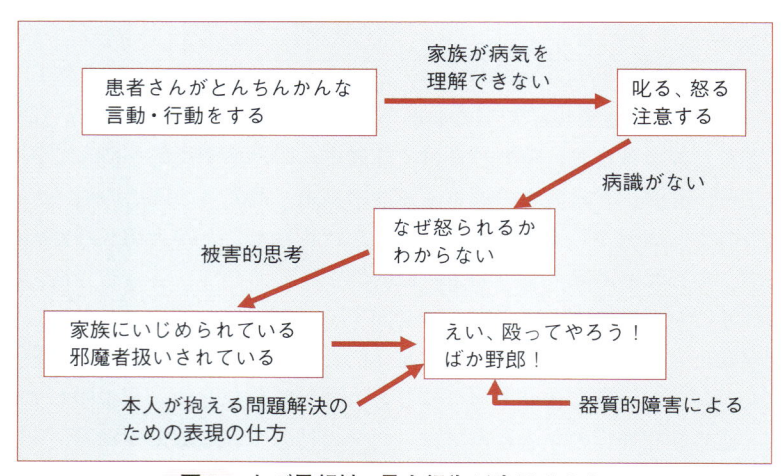

図6 なぜ易怒性、暴力行為が生じるのか？

わたしはこうしています

易怒性への対応の原則は非薬物療法であるが、介護家族の精神的・身体的負担を考慮すると薬物療法の併用もやむを得ない。易怒性に有効性が期待できる薬剤は、抗精神病薬あるいは抗てんかん薬、漢方薬である。プライマリケア医にとって使用しやすい薬剤は抗てんかん薬あるいは抑肝散などの漢方薬であろう。図7は、カルバマゼピン（テグレトール®）とバルプロ酸（デパケン®、バレリン®、セレニカR®）の使用の実際を示したものである。抑肝散の使用に際しての注意点を述べる。抑肝散は易怒性や不穏などを対象に使用されることが多いが、私は1日3包を必ずしも使用する必要はないと考えている。患者さんの状態によって朝夕の2回あるいは夕食後1回、場合によっては半包でも効果を示す患者さんもみられる。抑肝散にも低カリウム血症や浮腫、発疹などの副作用がみられることがあるので必要最小限の使用に限るようにしたい。

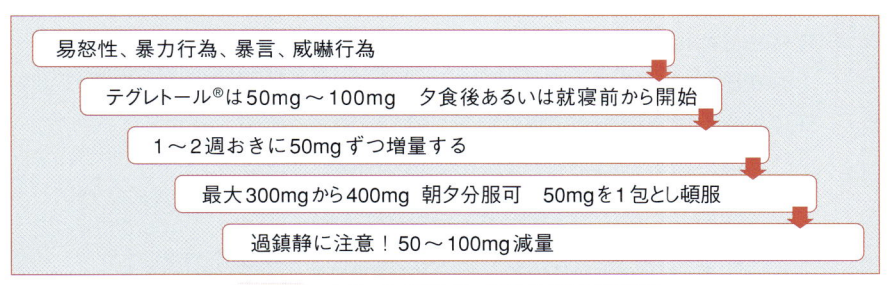

易怒性、暴力行為、暴言、威嚇行為
↓
テグレトール®は50mg〜100mg　夕食後あるいは就寝前から開始
↓
1〜2週おきに50mgずつ増量する
↓
最大300mgから400mg　朝夕分服可　50mgを1包とし頓服
↓
過鎮静に注意！50〜100mg減量

図7-A　カルバマゼピンの具体的な使用法

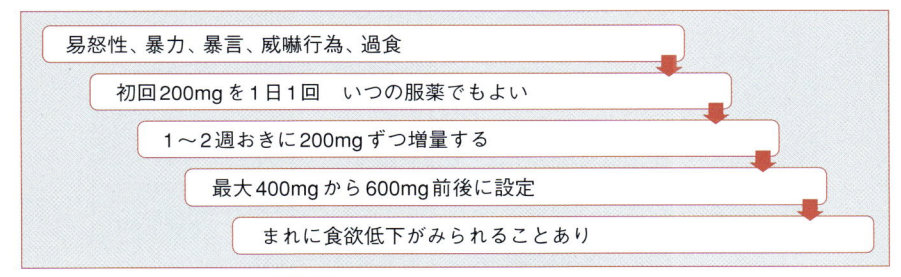

易怒性、暴力、暴言、威嚇行為、過食
↓
初回200mgを1日1回　いつの服薬でもよい
↓
1〜2週おきに200mgずつ増量する
↓
最大400mgから600mg前後に設定
↓
まれに食欲低下がみられることあり

図7-B　バルプロ酸の具体的な使用法

Q6 血管性認知症の薬物療法について教えてください。

お答えします

　出血性認知症を含めた血管性認知症の中核症状に対する確立した薬剤はない。血管性認知症では、脳血管障害の再発を繰り返すごとに認知障害の進行・悪化が予想されることから、脳血管障害の二次予防が重要になってくる。そのために患者さんごとに脳血管障害の危険因子の同定を行い、それらの治療や是正が求められる。出血性認知症では、とくに血圧の厳重な管理が重要である。脳卒中治療ガイドライン2009では、"高血圧性脳出血では血圧のコントロール不良例での再発が多く、再発予防のためにとくに拡張期血圧を75～90mmHg以下にコントロールするよう勧められる（グレードB）"と記載されている。収縮期血圧についての降圧目標数値に関しては明確なデータはない。さらに脳血管障害の病型に合わせた抗血小板薬あるいは抗凝固薬を開始する（図8）。

　わが国では、ドネペジル塩酸塩を始めとする抗認知症薬は血管性認知症に対する保険適応を認可されていない。

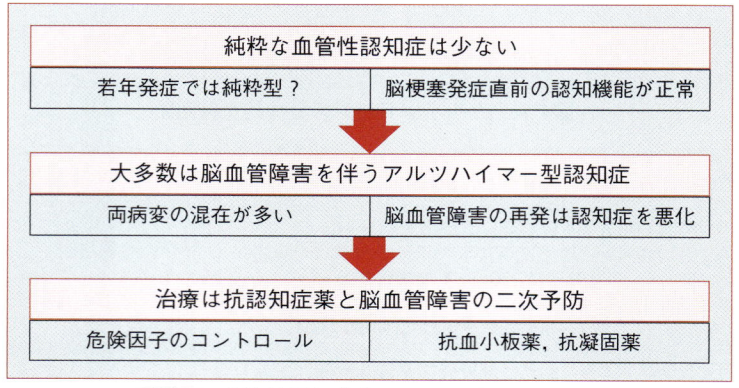

```
純粋な血管性認知症は少ない
┌─────────────────┬─────────────────────┐
│ 若年発症では純粋型？ │ 脳梗塞発症直前の認知機能が正常 │
└─────────────────┴─────────────────────┘
            ↓
大多数は脳血管障害を伴うアルツハイマー型認知症
┌─────────────────┬─────────────────────┐
│ 両病変の混在が多い   │ 脳血管障害の再発は認知症を悪化 │
└─────────────────┴─────────────────────┘
            ↓
治療は抗認知症薬と脳血管障害の二次予防
┌─────────────────┬─────────────────────┐
│ 危険因子のコントロール │ 抗血小板薬，抗凝固薬        │
└─────────────────┴─────────────────────┘
```

図8　血管性認知症と思われる事例への対応

わたしはこうしています

　75歳を超えた高齢者では、脳血管障害とアルツハイマー型認知症病変の併存が多い。さらに脳血管障害がアルツハイマー型認知症を顕在化させるあるいは認知症症状の悪化を招くとの報告が散見される。脳血管障害を伴うアルツハイマー型認知症あるいは混合型認知症と呼ばれる病態である。両者を合併する場合、アルツハイマー型認知症の病態が脳血管障害（局所神経症状）にマスクされ見逃されることが少なくない。アルツハイマー型認知症の病変の探索に脳SPECT検査が有効なこともあるので血管性認知症と診断される患者さんでは、一度認知症専門医療機関に紹介し脳SPECT検査などを施行することが望ましい。

参考文献

1) Román GC, Tatemichi TK, Erkinjuntti, T,et al. : Vascular dementia : diagnostic criteria for research studies. Report of the NINDS-AIREN international workshop. Neurology, 43 : 250-260, 1993.
2) 川畑信也：かかりつけ医・非専門医のための認知症診療メソッド．南山堂，東京，2010.
3) 脳卒中合同ガイドライン委員会：脳卒中治療ガイドライン2009．協和企画，東京，2009.
4) 川畑信也：物忘れ外来ハンドブック アルツハイマー病の診断・治療・介護．中外医学社，東京，2006.

CASE ⓑ 仕事の能率低下とミスの増加を自覚し、上司が受診を勧めた症例

【症 例】59歳、男性

【主 訴】
(本人) 仕事の要点を把握しにくい、複数の仕事を同時に処理できない、ケアレスミスが多い。
(上司) 仕事に関する話の要点がまとまらないとのクレームが増えた、業務のいくつかを忘れる、書類上のミスが多い。

【家族歴】
両親が高血圧

【既往歴】
20歳頃から高血圧を指摘されていたが放置。50歳から降圧薬を内服したが、血圧値には無頓着であった。糖尿病、脂質代謝異常、片頭痛、禿頭、腰痛の既往はない。学歴16年、右利き。

【現病歴】
本人からの現病歴：現役の公務員であり役所の窓口業務を長年行っている。2年前から段々と自分でも気がついたことであるが、上司や顧客の話の要点を把握しにくくなり、話の内容を勘違いするため叱責されることが増えた。さらに、同時に複数の要件を抱えると混乱しがちとなり仕事の効率が低下した。また、後で落ち着いて考えるとすぐに気づくような単純なケアレスミスが多くなった。

上司からの現病歴：以前はバリバリ仕事をする人だったが、2年位前から業務上の問題点が目につくようになった。例えば、本人が顧客に対応した場合、この人では話がわからないので他人を出せ、との苦情が増えた。また、依頼した仕事のうち必ずいくつかを忘れるようになり、指摘されても思い出すのに時間がかかる。さらに、書類上で日付を書くべき個所に名前を書く、単純計算を間違えるなどの不注意に基

づくミスが頻回にある。

【病歴聴取中の様子】
　本人は若干上司に促されるように現病歴を語る。上司が話している間、本人は口を挟まないだけではなく、やや無関心な素振りで座っている。

【身体的・神経学的所見】
　血圧は内服下で140/80 mmHgであり不整脈を認めない。軽度肥満を認める以外に身体的異常所見はない。
　意識は清明、身なりと礼節は保たれている。初診時には人格・感情に問題はないと思われたが、後に妻の話から、家庭内では時に激昂して妻に暴力をふるうことが判明した（易怒性と脱抑制）。現病歴で示されたとおり、実行機能障害に関する本人の病識はあるが、感情障害に関する病識は欠如している。
　眼球運動に制限はなく滑動性眼球運動も保たれている。顔面表情は自然であり仮面様顔貌は認めない。嚥下・構音、筋緊張、運動、感覚、歩行、体幹バランスなどに異常を認めない。病的反射は陰性であるが腱反射は左右差なく軽度亢進。

【認知検査結果】
　1) 改訂長谷川式簡易知能評価スケール (HDS-R)：年齢・時に関する見当識・場所に関する見当識・3単語即時再生、計算、数字逆唱、3単語遅延再生はすべて正解し、見当識と記憶には粗大な異常はないと考えられた。一方、5品目の視覚性記銘・再生にて正解できたものは3品目のみであり、野菜語想起では8個をあげたのみであった。これらの項目では想起のスピードが遅く非常に努力を要し、思考緩慢が高度であることが特徴的であった。点数は26/30点であるが、年齢と学歴（大学卒）を考慮すると、認知機能が低下していると考えるべきである。
　2) 時計描画テスト (Clock Drawing Test)：何らの計画を立てずに、描き方が粗雑である。外周円・数字・中心・針はおおよそ正しく描くが、数字の大きさ、数字の間隔、針の指す方向などに精密さを欠く。描き上げた後の見直しを行わず、不適切な点に対しても注意を払わない。計画性の障害があり、行動が衝動的である。

【検査所見】

高血圧以外に、多血症、糖尿病、脂質代謝異常などの血管性危険因子を認めない。ビタミンB1・B12定量、甲状腺機能も正常。

脳MRI（図1上段）：高度なび慢性白質高信号病変を認め、側脳室体部はごく軽度に拡大しているが、側脳室下角の拡大はない。皮質萎縮はなく、冠状断でも海馬・海馬傍回の萎縮はない。

脳SPECT（図1下段）：両側前頭葉眼窩面〜前頭葉上部の高度取り込み低下。両側頭頂葉にも中等度の取り込み低下を認める。側頭葉の取り込みは保たれている。

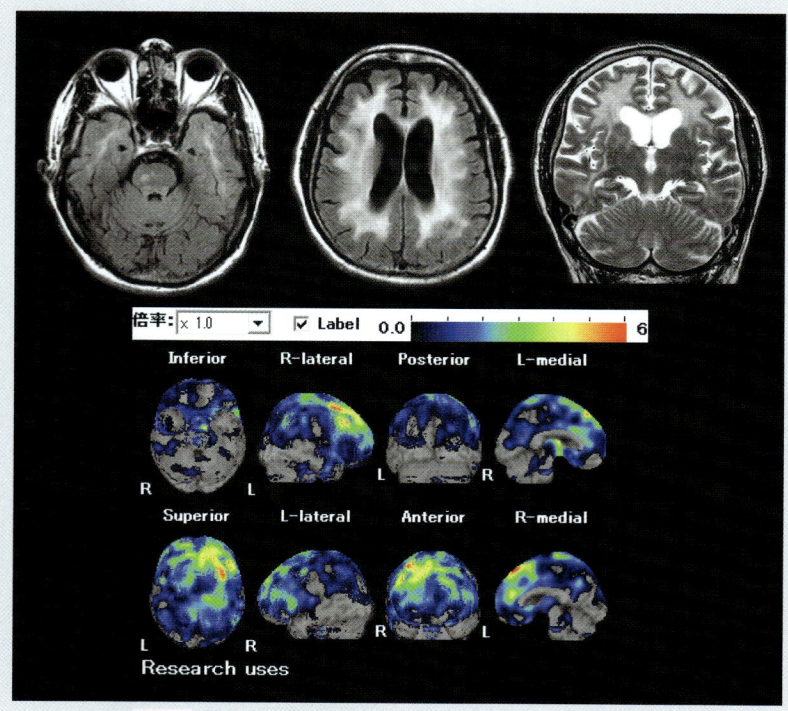

図1　脳MRI画像（上段）と脳SPECT画像（下段）

Q1 主訴と病歴から考えられる主たる病態は何ですか？（1つ）

1. うつ病
2. アパシー
3. 健忘
4. 実行機能障害

お答えします

正解は④実行機能障害である。

当症例の主症状は作業効率の低下である。うつ気分の訴えと自己の状態に対する悲哀感もなくうつ病は否定的である。一方、上司が現病歴を語っている間、本人は他人事であるかのように聞き流している点から、アパシーがあることは確かである。また、本人・上司ともにもの忘れ（健忘）があることも認めている。しかし、病歴上、もっとも前景に立つ症状は実行機能障害であろう。これは、ビンスワンガー病に限らず、一般的に血管性認知症や錐体外路症状を伴う認知症（パーキンソン病、進行性核上性麻痺、皮質基底核変性症、レビー小体型認知症）の主症状である。健忘が前面に立つアルツハイマー病とは対比をなす。

実行（遂行）機能とは、「将来の目標達成のために適切な構えを維持する能力」と定義され、具体的には、①目標設定、②計画立案、③計画実行、④効果的遂行などの要素から成り立っている。換言すると、①意図的に構想を立て、②採るべき手順を考案・選択し、③方向性を定めて作業を開始・維持し、一方、必要に応じて軌道修正し、④目標まで到達度を推測することにより遂行の効率化を図る、という一連の行為を指す。実行機能障害は前頭葉背外側前頭前野または前頭葉線条体投射系の障害で生じる。

Q2 追加して病歴上確認すべき症状にはどのようなものがありますか？

お答えします

血管性認知症を疑った場合には、前頭葉機能障害に基づく症状を確認すると診断の参考になる。実行機能障害の発現に直接関与する前頭葉線条体投射系は背外側前頭前野投射系であるが、外側眼窩前頭葉投射系の障害は脱抑制的・無軌道な行動・紋切り型の定型行動を生じ、また、前部帯状回投射系の障害は無為・無関心を生ずる。したがって、脱抑制的な行動、型にはまった一定の行動パターンをとる傾向、易怒性などの感情障害、意欲低下・アパシーの有無を確認する必要がある。

Q3 初期診断として考えるべき疾患は何ですか？

1. アルツハイマー病
2. 前頭側頭型認知症
3. 血管性認知症
4. レビー小体型認知症
5. クロイツフェルト・ヤコブ病

お答えします

正解は③、診断は血管性認知症（ビンスワンガー型白質脳症）である。

本症例はある程度の病識を有する59歳、男性例である。認知障害の内

容は主に実行機能障害である。HDS-Rが26点とその低下は軽度であるので、本例を軽度認知障害（Mild Cognitive Impairment：MCI）または血管性MCI（VCI：vascular cognitive impairment）[1]とも考えられる。しかし、この障害のために、職業上で明らかな支障を生じている点からMCI/VCIではなく認知症領域に入っていると考えるべきであろう。もし、本例がすでに引退していたとするならば、日常生活にはほぼ支障がないのであるから、MCI/VCIと分類されることになる。症例のおかれた社会的環境により、MCI/VCIと認知症の線引きは変わりうる。

　血管性認知症の進展は階段状であることが多いことはNINDS-AIREN診断基準[2]にも示されているが、ビンスワンガー病の場合は認知障害が慢性進行的経過を取ることが多く、脳変性性疾患との鑑別が困難である場合がある。脳MRI所見はビンスワンガー病を強く示唆するが、一方、アルツハイマー病の病理学的合併は否定しきれない。しかし、血管性認知症としての臨床症状と画像所見を背景に、アルツハイマー病としての特徴的な症状、つまり高度な健忘や視空間認知障害の有無を注意深く観察することにより、合併を予測することが可能になる。また、経過観察中にアルツハイマー病が示唆される症状が出現するかどうかを観察することも重要である。本例の場合は実行機能障害が高度であり、記憶障害は相対的に軽度であり、視空間認知障害がない点から、比較的純粋な血管性認知症と考えてよいであろう。

　前頭側頭型認知症も実行機能障害をきたす代表的な脳変性性認知症であるが、本例ではこの疾患の主症状である人格・行動障害がなく、脳画像上の特徴である前頭側頭葉の限局性萎縮を認めず鑑別可能である。レビー小体型認知症は本例がその臨床的特徴を有さないため否定的である。しかし、一般的に、経過を追うに従い、幻覚妄想・症状の変動などの症状を合併し、後日レビー小体型認知症と診断される認知症症例もあるので注意深い経過観察が重要である。クロイツフェルト・ヤコブ病の初発症状は多彩であり、とくに頭頂葉・後頭葉の欠落症状で発症することが多く（ハイデンハイン型クロイツフェルト・ヤコブ病）、その後の進行も比較的早い。

他方、白質の広範な障害による認知症を呈するビンスワンガー病との鑑別を要する血管性認知症として、遺伝性のCADASIL（cerebral autosomal DOMINANT arteriopathy with subcortical infarct and leukoencephalopathy）とCARASIL（cerebral autosomal RECESSIVE arteriopathy with subcortical infarct and leukoencephalopathy）があげられる。本例には家族性はなく、30～40歳代の発症ではなく、CADASILに合併しやすい片頭痛、CARASILに合併しやすい腰痛・禿頭もない。否定はできないが、本例がこれらの疾患の孤発例である可能性は低いであろう。

Q4 ビンスワンガー病の歴史・概念・病態について教えてください。

お答えします

血管性認知症（vascular dementia：VaD）とは、局所性脳血管障害や持続性全脳虚血が原因となり生じる認知・記憶・行動異常である。Kraepelin EはLherbuch der Psychiatrie（第8版；1883年発刊）の中で、VaDを動脈硬化性痴呆（arteriosclerotic dementia）と記載した。その後、Otto Binswangerは広範な白質障害（subcortical arteriosclerotic leukoencephalopathy）により認知症を呈した8例を報告し、梅毒性進行麻痺との違いを説いた。これがVaDの1亜系であるビンスワンガー病の初報告である。病理学的には白質萎縮・側脳室拡大、ミエリン淡明化・線維化、ラクナ混在、小動脈の壁肥厚・硝子化を特徴とする[3]。広範な白質損傷は前脳基底部から大脳皮質に広く投射するアセチルコリン系線維[4]または前頭葉線条体投射系を障害することにより認知症を呈する。また、脳虚血はβアミロイドの沈着を誘発しアルツハイマー病発症を促進する[5]。

Q5 ビンスワンガー病の画像所見の特徴は何ですか？

お答えします

ビンスワンガー病の白質病変は、脳CTでは脳室周囲のびまん性低吸収域、脳MRI T2強調・FLAIR画像ではびまん性・不整形の高信号域として描出される。CADASILでは側頭葉前方部白質に高信号域を呈することが特徴である。早期白質障害はdiffusion tensor imagingにより鋭敏に検出される。肉眼的所見を反映し、脳白質萎縮と脳室拡大が目立ち、萎縮は脳幹にも及ぶが皮質萎縮は軽度である。MRAでは主要血管の壁肥厚と蛇行を伴った拡張型動脈硬化がみられることが多い。SPECTでは、広範な白質病変による前頭葉線条体投射系障害を反映して、前頭葉を中心としたびまん性の取り込み低下を呈する[7]。

Q6 血管性認知症にはどのような種類があるのですか？

お答えします

脳梗塞巣の体積が50〜100ml以上になると認知症が生じやすいことが1960年代に報告された。この知見に基づき、Hachinski（1975）は比較的大きな多発性皮質梗塞による認知症を多発梗塞性認知症（multi-infarct dementia）と称した。最近は、VaDにおける細動脈病変の重要性が注目されており、これらはsmall-vessel dementia（小血管性認知症）またはsubcortical ischemic vascular impairment（皮質下虚血性血管性認知症）と呼ばれ、小血管障害に基づく多発性ラクナやびまん性白質変性

症による認知症を指す。ビンスワンガー病はこのタイプに属し、多発梗塞性認知症とは異なった臨床症状を呈する。Strategic infarction による認知症とは、認知に深いかかわりのある部位（視床、前脳基底部、帯状回、乳頭体視床路）に単一の小病変を生じ、機能上重要な神経連絡路が断たれた結果発症する認知症である。

Q7 どのような治療を行いますか？

わたしはこうしています

　徹底した血管性危険因子の治療を行い、病態進行を阻止することを第1の目標とする。ビンスワンガー病は長年の高血圧により生じるが、高度の脳動脈硬化と脳血流低下を伴っているため、急激な血圧降下が生じないような配慮を要する。また、一般論ではあるが、老年期に至って認知症が発症するような場合にはすでに自然降圧している場合も少なくない。Small-vessel disease に対する抗血小板薬の適応に関しては賛否両論あるが、ビンスワンガー病は血管性危険因子を有しているため、経過中に他のタイプの脳血管障害を生じないための予防策として使用する。その際、脳出血を予防するために血圧が適切に治療されていることが前提である。

　血管性認知症に多いアパシーにはニセルゴリン（サアミオン®）が有効である。アルツハイマー病と血管性認知症の混合型の場合にはドネペジル塩酸塩を用いる。易怒性などの感情障害には抑肝散やチアプリド塩酸塩（グラマリール®）を用いる。抗精神病薬は適応外であり、とくに血管性認知症ではパーキンソン症候群を誘発させやすいために安易には用いないようにする。

Q8 ビンスワンガー病をどのように説明しますか。

お答えします

認知症疾患について説明する場合、常に問題となる点は、患者・家族が「認知症」との「症状名」と「血管性認知症、アルツハイマー病」などの疾患名を同一レベルで捉えていることが多い点である。その点に留意しながら、以下のように説明するとわかりやすい。まず、症状は、ヒトが有している各種の認知機能が複合的に障害された状態を指す「認知症」である。認知症の原因は、脳の神経細胞を結合する電線に相当する「白質」の働きが動脈硬化と虚血により慢性的・びまん性に障害されていることにある。この状態をビンスワンガー病と呼び、この疾患は総括的に血管性認知症と呼ばれる疾患群の1病型である。血管性認知症は、アルツハイマー病などの変性性認知症とは異なるものであるが、場合によっては両者が重複している場合もある。

Q9 ビンスワンガー病の長期予後はどうですか？

お答えします

一般的に、高血圧による白質変性がある場合でも、必ずしも認知障害を呈さない場合も多い。しかし、その量と範囲が増加するに従い、前述したような前頭葉機能低下が生じる傾向がある。多発梗塞性認知症やstrategic梗塞による認知症の一部は急性発症後に経時的な改善を示すことがあるが、ビンスワンガー病を代表とする慢性進行型のsmall-vessel diseaseに基づく認知症は、診断・治療開始後もさらに進行が続くことも

まれではない。また、アルツハイマー病が合併した場合には、同疾患の特徴的症状が次第に明確になると診断が可能であるので、常に変性性認知症疾患の合併の可能性を念頭に置くことが肝要である[5]。さらに、アパシー、意欲低下、血管性パーキンソン症候群などの症状が通院や内服続行を困難なものにし、さらに、廃用性症候群を合併してADLが進行性に悪化することも多い。

参考文献

1) Rockwood K, Black SE, Song X, et al. : Clinical and radiographic subtypes of vascular cognitive impairment in a clinic-based cohort study. J Neurol Sci, 240 : 7-14, 2006.
2) Román GC, Tatemichi TK, Erkinjuntti T, et al. : Vascular dementia : Diagnostic criteria for research studies. Report of the NINDS-AIREN international workshop. Neurology, 43 : 250-260, 1993.
3) Caplan LR, Gomes JA : Binswanger disease-an update. J Neurol Sci, 299 : 9-10, 2010.
4) Fukui T, Hieda S, Bocti C : Do lesions involving the cortical cholinergic pathways help or hinder efficacy of donepezil in patients with Alzheimer's disease? Dement Geriatr Cogn Disord, 22 : 421-431, 2006.
5) Zekry D, Duyckaerts C, Belmin J, et al. : The vascular lesions in vascular and mixed dementia : the weight of functional neuroanatomy. Neurobiol Aging, 24 : 213-219, 2003.

CASE ⑭ 過食、嗜好の変化など食行動異常で発症し、次第に意欲低下、こだわりが強くなったが、受診理由を尋ねると「特に困ることはない」と淡々と答える症例

- 【症　例】69歳、男性
- 【主　訴】
  (本人)「特にありません」
  (妻)「夜中に必ず入浴し、新聞が配達されたか頻回に確認に行くので眠れない」
- 【既往歴】高血圧
- 【現病歴】
  65歳頃より、コーヒーや牛乳の多飲が目立つようになった。66歳頃から、実母の名前を間違える、同じ洋服を着ることにこだわる、などの症状がみられるようになり、かかりつけ医より紹介され総合病院神経内科を受診した。夜間の不穏状態などからレビー小体型認知症疑い、という診断を受けたが、同時に実施されたPETの結果からは、両側前頭葉、側頭葉、視床の糖代謝低下を認め、前頭側頭型認知症が疑われた。その後、かかりつけ医から、ドネペジル3mgが処方されたが、大きな変化はみられなかった。意欲の低下、感情の平板化、同じコースを徘徊するなどの症状が次第に見られるようになったため、抑肝散が投与され、デイサービスの利用と相俟って意欲の低下は少しずつ改善した。しかし、常同・強迫行動が持続したため、家族の希望で当科受診となった。
- 【受診時の服用薬】
  クロチアゼパム2錠　分2　　　抑肝散5グラム　分2
  ブロチゾラム1錠　眠前　　　　アムロジピン1錠　夕食後
  バルサルタン1錠　朝食後

【症例のサマリー】

病識はまったく欠如している。質問には答えるが、じっくり考えようとはしない。診察が長引くと、立ち去り行動がみられる。夜中の入浴や頻尿、頻回の新聞確認などに関しては、こだわりが強く、妻が止めようとすると激しく興奮する。とくに夜間の行動に対して、介護負担が大きい。

【検査所見】

MMSE（Mini-Mental State Examination）：19/30（想起は0/3だが、ヒントを出せば2/3）
FAB（Frontal Assessment Battery）：7/18（明らかな前頭葉機能障害）
NPI（Neuropsychiatric Inventory）：興奮、易刺激性（待たせるとイライラ）、睡眠障害（夜中に入浴など）
CT・MRI：両側前頭葉中心の脳萎縮（図1）

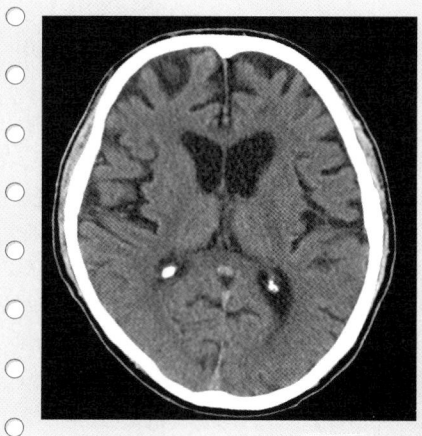

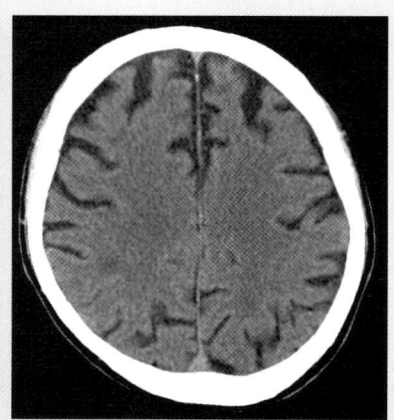

図1　症例のCT画像

Q1 もっとも考えられる診断は？

1. レビー小体型認知症
2. アルツハイマー病
3. 前頭側頭型認知症
4. うつ病

お答えします

　　食行動異常で発病し、常同行動、意欲低下、立ち去り行動などが認められた。一方、日常生活上は、粗大な記憶障害は目立たず、道に迷うこともなかった。また、両側前頭葉中心の脳萎縮が見られたことから、前頭側頭型認知症と診断される。

ここに注意！ピットホール

　　比較的若い年齢での発症で、病識がまったく欠如し、行動障害が目立ち、記憶障害や視空間認知障害が日常生活上で目立たない場合は、前頭側頭型認知症を強く疑うことができる。65歳未満に発症する若年性認知症では、血管性認知症、アルツハイマー病、外傷性認知症についで、頻度の高い認知症である。

　行動障害の目立つアルツハイマー病が、しばしば前頭側頭型認知症と誤診されている。アルツハイマー病の場合は、記憶障害や視空間認知障害を病初期から伴っているので、これらの症状の有無が鑑別の決め手になる。

わたしはこうしています

　　認知症の診断には、認知機能障害の特徴や神経学的異常を把握するだけでなく、精神症状／行動異常を正確に把握することが重要である。しかし、診察時間の中で、すべての精神症状／行動異常を把握することはきわめて困難であるため、家族・介護者からの情報が重要である。私は、Neuropsychiatric inventory（NPI）などを使って、家族・介護者

へのインタビューから精神症状／行動異常を漏らさず把握するように努めている。とくに、過食などの食行動異常や常同行動は前頭側頭型認知症のごく初期から認められることの多い症状である。

Q2 まずどのように処方しますか？

1. 抗精神病薬の開始
2. 睡眠薬の追加
3. ドネペジルの増量
4. 現処方薬の整理

お答えします

夜中の入浴などを減らすことを目的に、昼間の眠気を減らし夜間熟睡すること、すなわち、昼夜のリズムの再構築を試みる。抗不安薬であるクロチアゼパムの中止、といった現処方薬の整理から開始する。ドネペジルの増量は、興奮や落ち着きのなさを悪化させる可能性がある。

！ここに注意！ピットホール

認知症全般の薬物療法の原則として、認知機能の悪化や昼夜逆転につながる眠気のある薬は、必要な場合は夕食後以降に処方すべきである。また、抗不安薬・睡眠薬は、せん妄や転倒のリスクを避けるためにも、可能な限り使用を避けるべきである。この症例も、処方整理後、夜間の睡眠時間が延長し、入浴やトイレに行く回数が著減した。

Q3 この後の薬物療法はどのように進めますか？

お答えします

前頭側頭型認知症に保険適用のある薬は現時点では存在しないので、家族に十分説明し、同意を得てから使用しなければならないが、前頭側頭型認知症にみられる常同・強迫行動、過食などの食行動異常、意欲の低下などに対して、フルボキサミンとトラドゾンの有効性が報告されており、試してみる価値はある。また、抑肝散も前頭側頭型認知症の行動障害に有効性が示唆されており、本症例でも前医で処方されある程度の効果がみられている。

Q4 家族への指導はどういったものがありますか？

お答えします

本症例では、薬の整理と並行して、昼夜のリズムを再構築するために、デイサービスの利用回数を増やすように指導した。初診時のデイサービス利用は週3回であったが、介護保険の要介護度は3であったため、妻とケアマネージャーにデイサービスを増やすことを提案した。ほぼ毎日、デイサービスを利用するようになってからは、夜中の入浴はほとんどみられなくなり、夜間の頻尿も軽快した。本症例では、たまたま発症前に中止できていたが、自動車運転をしている場合は、必ず運転中止の検討を始めるように初診時から指導しておく。アルツハイマー病と比べても、重大な違反や事故を起こす確立が高い。

Q5 特徴的な症状と対処方法は？

お答えします

　本例でも初発症状として出現している食行動異常は、前頭側頭型認知症で高頻度にみられる症状である。過食、味付けの濃いものを好むようになる嗜好の変化、同じ食品に固執する常同的食行動などが特徴的である。体重と血糖値は、定期的なチェックが必要である。同様に初期からみられる常同行動は、日常生活がパターン化し電車の時刻表のようになる時刻表的生活、決まった時刻に決まったコースを散歩する常同的周遊、会話の文脈に関係なく同じ言葉やフレーズを繰り返す滞続言語、常同的食行動など内容は多彩である。これらの常同行動を一方的に遮ろうとする際に、しばしば興奮や暴力が出現するので、上述したフルボキサミンやトラゾドンである程度常同行動を緩和すると同時に、行動療法的なアプローチを用いて、患者のQOLを落とさず社会的に許容できる行動に変容させるような治療が有効である。進行に伴い意欲の低下が前景に立つようになる。早めにディサービス・ディケアを導入し、少しずつ回数を増やして活動性を上げるための働きかけを継続する。

わたしはこうしています

　上述したように、前頭側頭型認知症の多くは若年性認知症である。若年性認知症の場合、経済的な支援が必要な場合も多い。障害年金の受給の他、税の控除、住宅ローンの支払い免除、生命保険の高度障害特約などの支援が受けられないか、必ず精神保健福祉士と検討するようにしている。

参考文献

1) 池田　学：中公新書　認知症. 中央公論新社, 東京, 2010.
2) 池田　学, 編：専門医のための精神科リュミエール　前頭側頭型認知症の臨床. 中山書店, 東京, 2010.
3) 日本神経学会, 監修：認知症疾患　治療ガイドライン2010. 医学書院, 東京, 2010.

CASE ⑮ 言葉が出にくくなった、同じ言動を繰り返す、徘徊が目立つなどの精神症状が発症して、1年以内に上肢の筋力が低下し、嚥下困難が加わってきた症例

【症　例】63歳、女性

【主　訴】
言葉がでにくい、歩き回る（徘徊）、嚥下障害、上肢の筋力低下

【家族歴】
特記すべきものはない。認知症や神経疾患の家族負因はない。

【既往歴】
22歳時に肺化膿症、52歳時に虫垂切除を受けた。

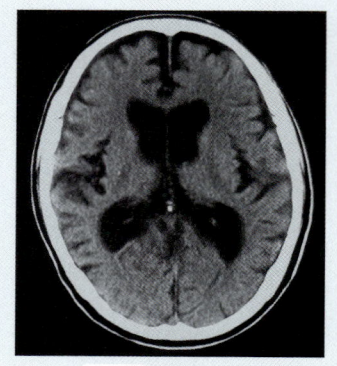

図1　頭部CT

【現病歴】
夫とともに農業に従事し、60歳までは健康に過ごしていた。60歳時に、下肢の静脈瘤の治療でかかりつけ医に運動の指導を受けた後、際限なく歩く、徘徊するなどの行動がみられるようになった。同じコースを一日に何回も往復し、家族の忠告を受けいれようとしなかった。言葉の了解は比較的よく、通常の会話は可能であるが、言葉数が次第に少なくなってきた。61歳時には、カレーやご飯に砂糖をかけるなど、それまでにはみられなかった行動がみられるようになった。言葉ははっきりしないながらも、「話ができんです‥‥だからできるようにはならんですか」と繰り返し訴えた。簡単な質問には筆談で答えていた。嚥下が難しくなった。この時点で神経内科を受診したが、神経疾患の可能性はあるものの精神症状があるため、精神科の受診をすすめられた。注意の集中が悪くなり、徐々に進行。腐った物を食べるなどの行

動異常がみられるようになって精神科を受診した。頭部CT（図1）で前頭葉萎縮がみられた。神経学的には、嚥下障害、構音障害、発語困難、流涎、線維性収縮を伴う舌萎縮、上肢の筋萎縮と線維束性収縮、深部腱反射は上肢で軽度亢進、下肢は正常。眼球運動の制限や病的反射はみられなかった。尿・便の失禁はなかった。精神症状としては、苦悶顔貌、不眠、せん妄、病態無関心、徘徊がみられ、深刻感を欠いていた。診察には協力的で立ち去り行動はみられなかった。筆記用具を与えると、手指の筋力低下のため拙劣であるが、平仮名で自らの苦痛を訴えようとしていた。62歳時には自発語が完全に消失、意欲減退が高度となり、茫乎とした状態で終日椅子にかけていることが多くなった。誤嚥性肺炎を繰り返すうちに63歳時に死亡した。

Q1 このような症例の診断をどのように考えますか？

お答えします

初期症状が、抑制がきかない行動障害（常同行動）や言語障害であることから、前頭側頭葉障害を主症状とする認知症性疾患が考えられる。他方、発症から少し遅れたとはいえ、神経学的所見の存在は重要である。神経学的所見は運動ニューロン疾患の特徴を呈している。臨床診断に認知症性疾患を優先させるか神経疾患を優先させるかについては意見が分かれるところである。診断のポイントは、認知症と運動ニューロン疾患の併存である。初期診断には、CT/MRIで前頭葉の萎縮とSPECT/PETで前頭葉に選択的血流低下・代謝低下をみることが役に立つ。

わたしはこう考えます

精神症状の経過は、前頭側頭型認知症の特徴を呈している。前頭側頭型認知症には、ピック病と語義失語を主症状とするタイプと、この症例のように発症して間もない時期に運動ニューロン疾患が併発してくる運動ニューロン型がある。特徴的な認知症症状（行動障害、言語障害、人格変化、感情障害）と運動ニューロン疾患の併存、特徴的な画像所見がみられれば、診断は容易である。初期にはアルツハイマー型認知症やピック病と診断されることもある。人格変化や行動障害がみられるわりには、記憶障害が軽度であることに注目する必要がある。アルツハイマー型認知症にみられる道に迷ったりする症状はみられない。やがて意欲が減退し、無関心で茫乎とした状態になる。運動ニューロン疾患を伴う認知症は一つの疾患単位であり、前頭側頭型認知症の10％程度にみられる。一方では、とくに神経内科の人たちには、運動ニューロン疾患の代表である筋萎縮性側索硬化症の一型であるとする考え方がある。私は、本疾患を前頭側頭型認知症の観点から認知症を起こす病態が、この疾患にみられる運動ニューロン疾患の原因でもあると考えている。

Q2 病名告知をどうしますか。

お答えします

認知症か神経疾患なのか、家族が不安になることがある。この患者さんはまず神経内科を受診したが、球麻痺を指摘されたものの、予後は不良で治療法はないし、行動障害を伴う認知症があるのであれば、神経内科の治療対象外とのことで精神科を紹介された。認知症に神経症状が併存している場合は、ややこしい病気であることが多く、病名の告知は専門医に依頼したほうがよいであろう。

わたしはこうしています

原則として本人には告知しない。治療の方法がなく、余命が短い気の毒な病気であることがその理由である。家族には、前頭側頭型認知症の特殊型であることを話す。そしてこの疾患が神経症状を合併していることで患者さんの予後が悪いことを話し、残念ながら終末期の対応を早めに考えておくことを話す。家族には、発症して平均3〜5年後には人生を終える可能性が大であることを告知する。気管切開やPEGの適応も話すが、あくまでも病前の本人の考えや家族の希望を優先することを伝える。この病気が筋萎縮性側索硬化症に共通する点があることから、遺伝性疾患を心配される家族がみられる。この疾患は、外国の報告例も含めて家族発症例はみられないことを伝えることにしている。家族には、生命予後を含めた正しい病名を告知するが、本人には告知しない。本人には「手の力が弱くなったり、飲みこみにくくなるので、ゆっくり食べるようにして下さい」と話す。筋萎縮性側索硬化症では、うつ状態になることがしばしばみられるが、幸いこの病気の患者さんの多くは、多幸的で自分の病気についての深刻感が乏しい傾向がみられるため、主治医との関係は比較的保たれやすいのが救いである。

Q3 どのように治療しますか。

お答えします

有効な治療法はなく、認知症、神経疾患に関する薬剤は効果が期待できない。神経ビタミン剤（B1、B2、B6、B12）、ナイアシン、パントテン酸、葉酸、コリン等が投与されることがある。

わたしはこうしています

まず家族に残念ながら有効な治療法はないことを告げる。本人の精神―身体機能の残存能力ができるだけ維持できるような対応を家族とともに考えていくことを最初に話す。初期の神経症状が併発する前に人格水準が低下し、行動抑制が減弱することから行動障害の対応が問題となる。こだわり行動がみられる場合は、単純作業を与えると、おだやかに過ごしてくれることがある。舌うち、手をすり合わせる、手を打つ、大声で数える、同じ言葉を繰り返す独り言、決まった道を決まった時間に往復する、目的もなく物を拾ってくる等のこだわり行動、強迫的言動や常同行動が激しい場合は、セロトニン再取り込み阻害薬（SSRI）であるフルボキサン25mg/回（一日1～2回）を投与することがある。人なつこい応対がみられることが多く、反社会的な行動にいたることは少ないので、保護的環境（見守りが主となる）であれば、対外的に問題となることはない。行動抑制の低下、攻撃的行動、不穏な言動には、少量のリスペリドン、オランザピン、クエチアピンなどの非定型抗精神病薬が効果的である場合がある。発症から3～5年の余命であることから、経過中に起こりうる合併症やアクシデントを予測し、その予防や対応を日ごろから繰り返し家族と相談しておく。中期には球麻痺症状による偶発事故の予防が必要である。旺盛な食欲のために、一気に口に詰め込んだりするので窒息の可能性がでてくる。食事の時には見守りが必要である。

嚥下困難に伴う栄養管理では、食事の種類や経管栄養、PEGの適応について、家族の判断に役立つ情報を提供し、十分に考える時間をかけて検討してもらう。私の経験では、これまで、ほとんどの家族が経管栄養は希望されてもPEG造設は希望されなかった。難しい判断であるが、私の経験ではPEGを造設しても生命予後に大きな差はないと考える。呼吸筋の筋力低下による呼吸障害も生命予後に大きく影響する。気管切開、人工呼吸器装着についての説明もするが、私の経験では施行した症例はない。末期になっても状況の判断がある程度可能であることが多く、下肢の筋力は保たれていることが多いので、外泊も可能である。気分転換のために外泊してもらうことも本人のQOLの支援に効果的と考える。もちろん家族には誤嚥について十分注意するように話す。発病してからの短い期間を、家族、看護師に協力してもらい、その人らしく笑顔で過ごしてもらうことに最善をつくすことにしている。

Q4 この病気についてはどのように説明しますか。

お答えします

この病気の原因はまったくわかっていない。この病気になりやすい原因や40～60代に罹りやすいことについても理由はわかっていない。

わたしはこう説明しています

初老期（65歳以前）に行動障害（行動抑制の減退、常同行動）、言語障害（自発語の減少から無言状態となる）、人格変化（人格水準の低下）、感情障害（無表情、強迫感情）を特徴とする緩徐進行性の認知症で発症し、発症して1～2年以内に運動ニューロン疾患（主として脊

髄性進行性筋萎縮症、時に筋萎縮性側索硬化症）が併発する前頭側頭型認知症の一型である。運動ニューロン疾患が併発するまでは、ピック病、アルツハイマー型認知症、うつ病、統合失調症などと診断されていることもある。わが国での報告がもっとも多く、地域性や家族例の報告はない。これまでの研究では、重金属、中毒、感染、外傷、老化、家族性筋萎縮性索側硬化症で調べられているCu/Zn SOD遺伝子などとの関連はみられていない。前頭側頭葉のセロトニン系の機能低下が考えられている。前頭側頭葉と海馬歯状回の神経細胞内にユビキチン陽性やTDP-43陽性の異常蛋白が沈着していることがわかってきた。この異常な蛋白がどのようにしてできるかが現在の研究課題となっている。将来的には、ユビキチン蛋白の沈着を抑制する治療薬が開発されそうである。患者さんの苦痛のみならず、介護者への配慮も忘れずに終末期をどのように支えるかが大きな課題である。

CASE 16
言葉の出にくさと性格・行動の変化を認める初老期症例

- 【症　例】59歳の男性、右利き
- 【主　訴】
  (本人) 特になし
  (家族) もの忘れ、言葉が出にくい
- 【既往歴】
  特記事項なし
- 【生活歴】
  現役の会社員で妻と二人暮らし
- 【現病歴】
  3年前頃から感情表出が減り、家族に対して無関心となってきた。同時期から家族に黙ってお金を使い込んだり、以前はほとんど食べなかった甘いものをよく食べるようになった。また平日、休日かかわらず毎日同じ時刻に起床し、同じ時刻に食事をするといったパターン化した生活を送るようになった。1年前頃から、身近な物の名前が出てこなくなった。言葉の障害のため会社の業務にも支障がみられるようになった。そのため上司の勧めでA総合病院を受診したところ、アルツハイマー病と診断されドネペジルが開始された。しかしその後も言葉の障害が徐々に悪化したため、当院を紹介され受診した。

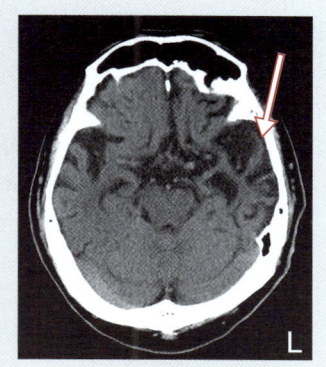

図1　症例のCT画像
左側頭葉（赤色矢印）に限局した脳萎縮を認める。Lは左側を示す。

- 【診察所見】
  診察中はニコニコしやや多幸的な印象を受けるものの、場にそぐわない奇異な言動は認められなかった。話し言葉は流暢ですらすらと話すが、言葉が思い出せないためか「あれ」「それ」などの指示代名詞の

使用が目立っていた。利き手を尋ねると「キキテって何かなあ」と利き手という言葉を初めて聞くかのような反応を示した。身近な物品の名称を言ってもらう課題（呼称課題）では、鉛筆を見ても答えられず、「エンピ」までヒント与えられても呼称できなかった。詳細な言語の検査では単語の意味理解や漢字の書き取りが不良であったが、復唱は保たれていた。言語障害が目立つ一方で、日付は正しく答えられ、日常のエピソードの想起も良好であり、近時記憶や見当識は保たれていた。複雑な図形の模写も可能で、計算障害も認めなかった。「心配なことは」「調子の悪いところは」などの質問に対して、「何もありません」ときっぱりと返答し、自らの障害に対する病識は欠如していた。言語障害が影響しMini-Mental State Examination（MMSE）は19点と低下していた。頭部CT（**図1**）では左の側頭葉前方から底面に限局した脳萎縮を認めた。

Q1 もっとも考えられる診断は？

1. アルツハイマー病
2. 進行性非流暢性失語
3. 意味性認知症
4. うつ病

お答えします

語義（単語の意味）理解障害を中心とした言語障害に加えて、性格変化、パターン化した行動（常同行動）や嗜好の変化を認める一方で、エピソード記憶や構成機能は良好に保たれる臨床症状ならびに、側頭葉に限局した脳萎縮を認めることから意味性認知症（semantic dementia：SD）と診断される。同じ行動を繰り返す常同行動や、家族への無関心など性格変化もSDを示唆する所見と考える。

わたしはこうしています

アルツハイマー病（Alzheimer's disease：AD）の場合、ほとんどの症例で「もの忘れ」が主訴となるため、提示症例のように言葉の障害が主訴となる場合は、AD以外の疾患を積極的に疑う。すなわち、鑑別診断を適切に行うためには、まずは主訴を正確に捉えることが重要である。患者や家族が訴える「もの忘れ」は必ずしも記憶の障害を意味するわけではなく、言語障害のため言葉が出てこないのを「物の名前を忘れた」と訴えたり、視空間認知障害のため物を探し出せない症状を「物の置き場所を忘れて探し回っている」と家族が受け取っていることはよくある。患者や家族が訴える「もの忘れ」を安易に記憶障害と判断せず、「実際にどのようなことを忘れていますか」と尋ねることで真の原因を確認する。また、もの忘れ以外の症状が主訴となる場合でも、具体的な内容を聞き出すことが重要である。

Q2 意味性認知症とはどのような病気ですか？

お答えします

意味性認知症（SD）は、側頭葉の限局性萎縮により、意味記憶の選択的障害を主たる症状とする神経変性疾患で、かつては側頭葉優位型ピック病と呼ばれていた疾患にほぼ相当する。前頭側頭型認知症（frontotemporal dementia：FTD）、進行性非流暢性失語（progressive non-fluent aphasia：PA）とともに前頭側頭葉変性症（frontotemporal lobar degeneration：FTLD）の一臨床類型である。

Q3 SD患者の言語障害の特徴を教えてください。

お答えします

SDでは語義失語と呼ばれる言語障害を呈し、多くの症例で言語障害が初発症状となる。その中核は語彙の減少に伴う失名辞であり、患者は語想起障害（物の名前が言えない）と語理解障害（複数の物品から、指示された物を指すことができない）の二方向性の障害を示す。発話は流暢で、音韻操作は保たれ、音韻性錯語や文法的な誤りは認められず、単語レベルでは復唱も良好であるなど、言語の他の側面は保たれる。このような単語に限局した障害は語義失語以外の失語ではみられない。

わたしはこうしています

語義失語を診断する上でおさえるべきポイントを示す。

第1に、発話が流暢なため一見言語の障害を感じさせない点である。語想起障害のためやや迂遠な表現になったり、「あれ」「それ」などの指示代名詞が増えたりするが、普通に会話をしている限り言語障害にまったく気づかれず見逃されることが多いので注意が必要である。第2に、著明な単語の理解障害である。言語障害が強い患者には優位半球の確認のため利き手を尋ねるが、SD患者は利き手の意味がわからず、「キキテって何ですか」と聞き返すことが多い。あたかも単語が脳内から消えてしまったかのような「○○って何ですか」という返答はSDに特異的な反応であり、SD以外の疾患でみられることはまずない。第3に呼称時の語頭音ヒントの効果がないことである。呼称ができないときは"「鉛筆」であれば「エン」で始まる言葉です"のように単語の語頭部をヒントとして与えて呼称を促す。通常の失語であればヒントが呼称を促進するのに対して、SDでは「エンピ」までヒントを与えても答えられないことが多く、「これはエンピというのですか」と返答することもある。第4に復唱が良好なことである。単語や短文レベルであればたとえ意味がわからなくても苦もなく復唱できる。第5に、「仮名では障害を呈さないが漢字では特異な障害を示す」ことである。中でも「時計」を「じけい」、「団子」を「だんし」と読むような類音的錯読が特徴的である。類音的錯読は「海老」「土産」のような熟字訓という意味を基盤とした特殊な読み方をする漢字の音読で簡単に検出できる。第6に、諺の補完ができないことである。「猿も木から落ちる」のように馴染みのある諺の場合、たとえその意味がわからなくても「猿も木から」のように語頭句が提示されると、「落ちる」と自動的に続きを言うことができる。これを補完現象と呼び、重度の失語症や進行したADにおいても認められる反応であるが、SD患者の多くは「猿も木から」と提示されても補完できず、「猿も木から落ち」まで提示されても諺を完成することができない。

Q4 語義失語以外のSDに特徴的な症状は？

お答えします

　右側頭葉優位に脳萎縮を認める例では、家族や有名人の顔を見ても誰なのかわからない相貌同定障害を示し、この症状が初発症状となることもある。また道具の名前のみならず、その使用方法がわからなくなる道具の意味記憶障害や、動物をみてもそれが何の動物かわからなくなるような、生物の意味記憶の障害を示す例もある。

わたしはこうしています

　SDでは道具だけではなく果物や野菜、動物などの生物の知識も失われてくる。私が経験した元調理師の女性SD患者では、単独で海外に出かけるほど日常生活機能は保たれていたにもかかわらず、「オクラ」を見て「私こんな物を見たことがない」と述べるなど、オクラの名前だけではなく、その形や色、料理の仕方などオクラそのものの知識が失われていた。また別の元教師の女性患者は、MMSEは20点を超え、単身生活もできる日常生活レベルであったにもかかわらず、象の意味記憶が失われていた。彼女は象の写真を見て、「変わった動物ですね。この長いのはここにあるから鼻でしょうか。こんな動物は見たことがありません。」と話し、その大きさを問うと、「これぐらいですか」とサッカーボールの大きさほどに手を拡げた。「どこに住んでいるのか」との質問には、「その辺りの山にいるのでしょうか」と返答した。彼女の象に関する知識は言語的にも視覚的にも、さらにはアフリカにいるといった知識すら完全に失われていた。

　相貌同定障害をきたす患者の場合、当初はその人の名前が出てこないだけの症状が、徐々に顔を見ても誰なのかわからなくなり、進行すればその人が身近な人なのか、有名人なのかもわからなくなる。毎日一緒に

生活している配偶者の顔すらわからなくなり、自宅の外ですれ違っても
まったく気がつかなかったりする。

> **！ここに注意！ピットホール**　SDでは、「何もわからなくなった、バカになった」と自ら訴えるなど、多くの症例で自身の障害に対する自覚はある。しかしその障害の生活上への影響についての把握は患者によって差があり、「言葉がわからなくなった」と単独で受診し、さらに自らの障害を悲観し抑うつ的になる患者もあれば、「バカになった」と口には出すものの、その訴えには深刻感を欠き、多幸的に見える患者もいる。総じて病状が進行するにつれ病識は失われていく。

Q5 鑑別すべき疾患は？

お答えします
提示症例のように臨床現場ではADとの鑑別が問題となる。語義失語のため言葉がわからない症状をもの忘れと捉えられADと診断されていたり、逆に失語症状が強いADがSDと誤診されているケースも少なくない。ADであればコリンエステラーゼ阻害薬治療の適応となるが、これらの薬剤はSDに対しての有効性が実証されておらず、むしろ行動障害を悪化させる可能性があるため、SD診断に迷う場合は専門医に紹介するのがよい。

Q6 SDに特徴的な画像所見は？

お答えします

　　SD患者の画像所見の最大の特徴は、非対称性の前部側頭葉の限局性萎縮である。病初期には萎縮が側頭葉の前方に限局し、「ナイフの刃状」と称される著明な萎縮を呈する一方で、上側頭回の後方部は進行期でも明らかな萎縮を呈さない。側頭葉前方部に限局した脳萎縮は水平断よりも冠状断のほうが捉えやすく（**図2**）、またCTでは骨によるアーチファクトのため萎縮が同定しにくいなどの理由で、CTよりもMRIのほうがSD診断には有利である。

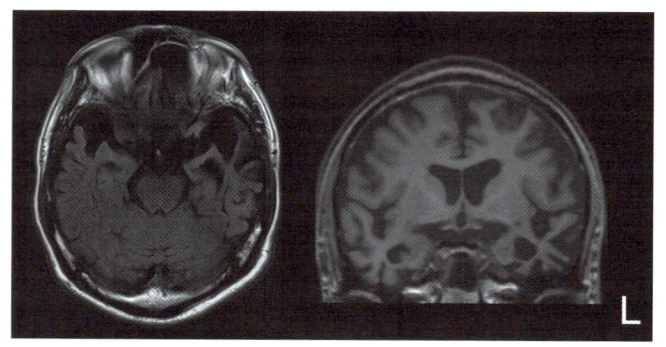

図2　SD症例の水平断像（左）と冠状断像（右）
冠状断像のほうが側頭葉萎縮を捉えやすいことがわかる。

！ここに注意！ ピットホール

　　海馬をはじめとする内側側頭葉の萎縮はADのもっとも特徴的なMRI所見と言われているが、SDにおいてもADと同程度もしくはより重度の萎縮が認められる。近年ADの側頭葉内側領域の萎縮を同定することを目的に開発されたソフトウェア（VSRAD）が臨床現場では多用されているが、このソフトを用いると海馬や海馬傍回の萎縮が著しいSDがADの可能性が高いと自動診断されてしまう。この結果を鵜呑みにしてADと

誤診することがないように、解析結果をみるだけではなく、自分の目でMRI画像をみることが大切である。

Q7 SDに特徴的な行動障害は？

お答えします

SDは前述したような意味記憶の障害が前景に立つ疾患であるが、系統だった行為を繰り返す常同行動や、味付けの濃い料理や甘い菓子やジュースを好むようになる食行動異常なども比較的早期から認められる。また人格的にも感情的な温かみを欠き周囲の人々への共感性が失われる。進行すれば、行動障害を主徴とするFTDと同程度の行動障害が出現する。

!ここに注意! ピットホール
SDではほとんどの症例で脳萎縮に左右差があり、臨床報告でも、連続剖検例での報告でも左側頭葉が優位に萎縮している症例のほうが多いとされている。萎縮の優位側によって臨床症状にも差があり、左側優位萎縮例のほうが語義失語は強く、一方相貌同定障害は右側優位萎縮例のほうが強い。性格変化、行動障害については右側萎縮例のほうが激しいとする報告が多い。

Q8 診断後の対応は？

お答えします

まずは家族への病状説明を行う。SDは一般的にイメージされる認知症とはまったく症状が異なるため、病名、症状、予想される経過、対応の仕方などを詳細に説明する。とくに進行するにつれ行動障害が強くなる点を強調する。なお行動障害に対する具体的な対応の仕方や薬物療法については、基本的にはFTDに対する治療法と同じでありFTDの項を参照する。

わたしはこうしています

SDは初老期に発症することが多いため、提示症例のように発症時に働いている患者も少なくない。SDの場合、言葉の出にくさはあるものの日常のエピソード記憶は良好で、計算や構成などの頭頂葉機能も保たれるため、行動障害が軽い場合は仕事を続けることが十分可能な場合も多い。そのためには職場の理解を得ることが必須であり、家族の了解を得た上で職場の上司等にも病状を説明する。

参考文献

1) Neary D, Snowden JS, Gustafson L, et al. : Frontotemporal lobar degeneration : a consensus on clinical diagnostic criteria. Neurology, 51 : 1546-1554, 1998.
2) 田邉敬貴, 池田　学, 中川賀嗣, ほか：語義失語と意味記憶障害. 失語症研究, 12：153-167, 1992.

CASE ⑰ パーキンソン症状で始まり、自分本位な性格変化とともに頸部が後ろに反り、眼球が固定気味になった症例

- 【症　例】76歳、男性
- 【主　訴】
    パーキンソン症状を治してほしい（妻による訴え）。
- 【家族歴】
    同病や類縁疾患はみられない。
- 【既往歴】
    特記すべきことなし
- 【現病歴】
    67歳頃に発症。突っ張るような歩行やふらつきがみられ、近くの医院に通院し始めた。頭部CTを施行されたが、とくに異常所見の指摘はなかった。71歳頃、旅先で急に動けなくなり某病院に緊急入院した。神経内科専門医によってパーキンソン病と診断され、抗パーキンソン薬を処方されて改善した。その後、歩行障害は徐々に進行したが、独歩は持続して可能であった。精神的には多幸的であり、「子どもっぽくなった」と家族に評価されていた。また、何かと妻の言いなりであり、ぼーっとしていることが多くなった。当時、眼球運動障害、頸部ジストニア、四肢の筋強剛は認めなかった。L-ドーパの副作用で顔面、頸部に不随意運動がみられたが、減量で消失した。73歳時に左大腿骨頸部骨折をみて以来、入退院を繰り返すようになった。その頃から嚥下障害、構音障害が出現するようになり、頻回に転倒して打撲がみられてもそのことを意に介せずに歩行しようとした。
    その後、1日中ぼーっとするようになり、74歳の入院時には、姿勢の保持障害、四肢の筋強剛、仮性球麻痺、頸部ジストニア、眼球運動制

限が顕著となった。周囲には無関心で自分本位であり、歩行に際しては注意を促しても下前方には無頓着で頻回に転倒した。開瞼失行もみられ、また、特別な誘因なしに痛みや呼びかけなどの刺激に反応がなくなり、カタレプシー様に空間に上肢を停留するような昏迷様の状態が周期的に観察されるようになった。その後、構音不能となり、末期には舌根沈下に伴い呼吸抑制がみられるようになり、気管支肺炎を繰り返して死亡した。

Q1 もっとも考えられる診断は？

お答えします

　本症例の診断は、進行性核上性麻痺（progressive supranuclear palsy：PSP）と考えられる。

　PSPは、Steeleらによって1960年代に疾患単位として提唱された。大脳皮質基底核変性症（corticobasal degeneration：CBD）と並んで孤発性タウオパチーに分類されている。初発症状は、歩行障害、認知症、性格変化の順でみられ、構音障害、視力障害（複視や目がかすむ）、書字困難などの神経症候、うつ状態、幻覚妄想状態などがある。PSPとして神経症候が明らかになる頃には、自分本位な性格変化、注意力の散漫、反応の遅延、短期記憶の障害や意欲低下など何かしらの精神的変調をきたす例が多い。

　鑑別には、脊髄小脳変性症、パーキンソン病、脳血管障害などがあげられ、類似する疾患としてCBDがある。画像上での特徴は、大脳基底核や脳幹被蓋部が高度に萎縮し、多くの例で前頭葉の萎縮と大脳白質の淡明化を認める（図1）。またPETやSPECTの機能画像でも早期から前頭葉上部や前運動野を含む前頭葉や大脳基底核で脳血流や代謝の低下を認める。

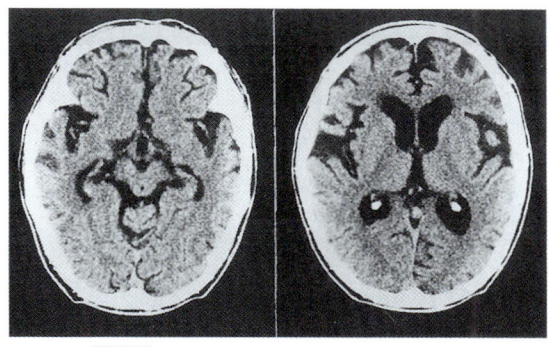

図1　症例の頭部CT像（72歳時）

Q2 診断基準はあるのですか？

お答えします

PSPの診断基準はいくつか提唱されているが、厚生労働省精神・神経疾患研究委託費「神経疾患の予防・診断・治療に関する臨床研究」班等による基準を呈示する。まとめると、40歳以降で発症することが多く、また緩徐進行性である。主要症候では垂直性核上性眼球運動障害があげられ、発症早期には姿勢の不安定さや易転倒性が目立ち、ほぼ対称性の無動あるいは筋強剛がある。その他、進行性の構音障害や嚥下障害や前頭葉性の進行性認知障害がみられ、画像では中脳被蓋部や脳幹部の萎縮、第三脳室の拡大を認める。除外項目としては、パーキンソン病、多系統萎縮症、末梢神経障害、CBD、脳血管障害、脳炎、外傷などがあげられる（表1）。

表1　PSP診断基準

【主要項目】
(1) 40歳以降で発症することが多く、また緩徐進行性である。
(2) 主要症候
　①垂直性核上性眼球運動障害（初期には垂直性眼球運動の緩徐化であるが、進行するにつれ上下方向への注視麻痺が顕著になってくる）
　②発症早期（概ね1〜2年以内）から姿勢の不安定さや易転倒性（すくみ足、立ち直り反射障害、突進現象）が目立つ。
　③ほぼ対称性の無動あるいは筋強剛があり、四肢末梢よりも体幹部や頸部に目立つ。
(3) その他の症候
　①進行性の構音障害や嚥下障害
　②前頭葉性の進行性認知障害（思考の緩慢化、想起障害、意欲低下などを特徴とする）
(4) 画像所見（CTあるいはMRI）
　進行例では中脳被蓋部の萎縮、脳幹部の萎縮、第三脳室の拡大を認めることが多い。
(5) 除外項目
　①L-ドーパが著効（パーキンソン病の除外）
　②初期から高度の自律神経障害の存在（多系統萎縮症の除外）
　③顕著な多発ニューロパチー（末梢神経障害による運動障害や眼球運動障害の除外）

④肢節運動失行、皮質性感覚障害、他人の手徴候、神経症状の著しい左右差の存在（大脳皮質基底核変性症の除外）
⑤脳血管障害、脳炎、外傷など明らかな原因による疾患
(6) 判定
次の3条件を満たすものを進行性核上性麻痺と診断する。
①（1）を満たす。
②（2）の2項目以上がある、あるいは（2）の1項目および（3）の1項目以上がある。
③他の疾患を除外できる。

Q3 初診時にはじめに何を確認しますか？

お答えします

まずはじめに前述のように神経学的所見を正確に把握する。

典型的な例では頸部ジストニア、四肢の筋強剛、垂直性眼球運動障害などの神経症状がそろってみられる。神経症状の確認が診断へのもっとも重要な手がかりとなる。

多くは最初に転倒しやすさに気づかれる。姿勢が不安定の上、自らが危ないと判断する力が低下するために注意を促しても転倒を繰り返す。転倒の際に手などで防御するといった反応がないために顔面や頭部に大きな外傷を負うことが多い。また、すくみ足や突進現象といったパーキンソン病に類似する歩行障害も出現する。頸部ジストニアは頸部の固縮とも言われ、主に大脳基底核の障害により持続的に筋肉が収縮したり固くなる。眼球運動障害は病初期には上下方向、とくに下向きの運動が障害され、進行すると左右方向も制限され、末期には正中位で固定して動かなくなる。また、呂律が回らないような構音障害、むせやすく飲み込みにくいといった嚥下障害が出現する。そのために嚥下性肺炎が頻発する。多くの例で認知症がみられ、アルツハイマー病と異なり見当識障害

やもの忘れはあっても比較的軽く、質問に対して答え始まるまでに時間がかかるような精神緩慢（bradyphrenia）が指摘されている。また、前述したような精神的な特徴もみられる。

Q4 どのような変化が脳にみられるのですか？

お答えします

病変の主座は、淡蒼球、黒質、視床下核、中脳水道周囲灰白質、青斑核、下オリーブ核などの皮質下諸核にあり、さらに皮質下諸核間や前頭葉とを結ぶ機能的な回路に相当する神経線維束や大脳白質に変性がみられる。その結果、大脳基底核に加えて中脳や脳幹被蓋の変性・萎縮が高度となる。神経病理学的には前述した皮質下諸核や中心前回などの神経細胞が脱落し、アルツハイマー病とは性状を異にする神経原線維変化やグリア細胞内封入体が多数出現し、高度な線維性グリオーシスを認める。

Q5 どのような治療をしますか？

お答えします

錐体外路症状に対してL-ドーパなどのドパミン作動薬を用いる。初期には効く場合があるが、持続的な効果はあまり得られない。少量の抗コリン薬は無動に有効な場合があるが、副作用も出やすいので注意を

要する．三環系抗うつ薬のアミトリプチリンやセロトニン作動薬のタンドスピロンが嚥下障害，動作緩慢，開眼失行に有効であるという報告がある．

　歩行や移動をスムーズにするために頸部や体幹のストレッチ運動，バランス訓練などのリハビリテーションを行い，手足の拘縮を予防する．転倒予防の際に保護帽など受傷予防が必要である．嚥下障害には経口摂取が不能の場合に経鼻経管栄養や胃瘻が必要となる．嚥下障害の程度に応じて食事形態を変更し，一口の量を少なくする．飲み込まないで口に詰め込んでしまう場合は注意の声かけが必要である．

Q6 末期にはどうなっていくのでしょうか？

お答えします

　歩行障害や運動障害が徐々に進行しバランスを失って転倒を頻回に起こし，末期には寝たきりで，最後には無動無言の状態となることが多い．寝たきりでは体位変換を行い，口腔内の清潔を保持し，適宜痰を吸引することが大切であり，嚥下性肺炎を予防する．食物や唾液の誤嚥による肺炎が死因となる．発症から寝たきりまでの期間は平均で4〜5年程度であり，病態の進行は意外に早く，車椅子が必要となるのに2〜3年，臥床状態になるのに4〜5年で，平均罹病期間は5〜9年という報告が多い．

Q7 家族や病棟スタッフに対する注意事項はどういったものがありますか？

お答えします

　発症してからの時期によって異なるが、病初期ではパーキンソン症状対策が主であり、薬物療法やリハビリテーションに専念する。やや進行すると次の2つの点に留意する。性格変化によるものと考えられるが、思い立ったらすぐに動こうとして激しく転倒する場合がある。PSPでは自分でなかなか制御しない自分本位の行動による転倒が多い。この時の受傷は意外に甚大であり、骨折や創傷が絶えない例が多い。四六時中付き添っていなければならず、周りの人のストレスも大きい。頭部打撲を防ぐためにヘッドギアをつけたり、四肢にクッションを取り付けたりする。

　寝たきりになる進行期に緊張病の特徴であるカタレプシーのように、何の誘因もなしにぼーっとして無動無言になる場合がある。数分から長い時には1時間に及ぶが、あたかも夢から覚めたように動き出す。見慣れないと脳梗塞が発症したのではないかと慌ててしまう。このような病態が起こることも理解する必要がある。

わたしはこうしています

　神経変性疾患では必ず何かしらの神経症状がみられる。診察には要を得た観察が必要である。まず表情では本人の気分にそぐわない変化がみられる。一般的には表情がなくなり、硬さがみられる。眼球運動の微少な障害では神経眼科医に依頼するとさまざまな異常が指摘される。しつこく眼の動きを追ってみるとその運動制限や眼振を発見する。構音については呂律の回らない点が何に起因しているかを考える。錐体外路症状か小脳症状か仮性球麻痺かである。次に四肢の診察では振るえ

と硬さが目安となる。手足や関節にふれてみるのが基本である。何かしらの抵抗がある。そして深部腱反射を評価する。手足における病的反射も必要である。歩ける人なら歩行の観察も診断に大いに供与する。神経学的所見をとる手順はまさにルールである。何回もやっているうちにその手順を覚える。さっとやってのける姿勢が大切である。

> **！ここに注意！ ピットホール**
> 頸部の後屈にはまずPSPを疑ってみる必要がある。後屈をみたら必ず眼球運動の検査を施行する。上下の制限のほうが先に起きる。左右よりも上下である点を認識しておく。次に四肢の筋肉の固縮である。PSPとCBDは類似する特異な神経変性疾患である。確定診断は剖検によるが、丁寧な診察ではその診断率も高いと思われる。

参考文献

1) 天野直二：老年期精神障害の診断と治療を考える　進行性核上麻痺. 老年精神医学雑誌, 6(11)：1365-1372, 1995.
2) 天野直二：進行性核上麻痺. 臨床精神医学講座10　器質・症状性精神障害（松下正明, 編）. 中山書店, 東京, 1997, pp.160-176.

CASE 18 手先が不器用になり、徐々に運動障害が進行する症例

【症例1】 68歳、男性

【主訴】
不器用になった

【家族歴、既往歴】
特記事項なし

【現病歴】
64歳時、左上肢が思うように動かなくなり、細かい作業がしにくくなった。翌年には左下肢も動かしにくくなるとともに上肢の運動障害はさらに悪化した。初発後1.5年頃には言葉がたどたどしくなり、表情に乏しく、筋緊張は亢進し、性格も短気になってきた。67歳時には左側の空間無視が出現し、右上下肢も不自由になった。この頃から、症状は急速に増悪し、日常生活に介助を要するようになった。知的にはWAIS値は93（VIQ 102、PIQ 74）で、動作性の得点が低かった。初発から3年後には、運動の拙劣はさらに進行し、表情乏しく、筋緊張亢進、小刻み歩行などパーキンソン症状が増強し、垂直性眼球運動障害を認めた。WAIS値は77（VIQ 87、PIQ 66）とさらに低下した。指示されたことに無関心で、意欲、根気がなく、被害的であった。呼吸器感染を繰り返し、68歳、全経過3年10ヵ月で死亡した。

Q1 この症例のもっとも考えられる診断は？どのように診断するのですか？

お答えします

診断は皮質基底核変性症（corticobasal degeneration：CBD）である。診断のポイントは、①中年以降に起こる進行性の神経疾患であり、②初発症状として左上肢の動きがぎこちなくなったこと（左右差のある運動拙劣）、経過中に、③左の半側空間無視を伴っていること、④言葉がたどたどしくなってきたこと（非流暢性失語）、⑤ジストニアやパーキンソニズムを伴っていること、である。さらに、⑥短気になってきた（性格変化）、知的能力の低下（認知障害の進行）も重要である。臨床診断基準を表1に示した。

表1　CBDの臨床診断基準

中核症状	支持的検査所見
潜行性発症と進行性の経過 他の特定できる原因がない（腫瘍、梗塞など） 以下の皮質症状のうち1つ以上の症状がある ・局所性あるいは非対称性の観念運動失行 ・他人の手徴候 ・皮質性感覚障害 ・視覚性・感覚性半側空間無視 ・構成失行 ・局所性または非対称性ミオクローヌス ・発語失行または非流暢性失語 錐体外路障害のうち以下の1つ以上がある ・局所性または非対称性の筋固縮でL-dapaが無効 ・局所性または非対称性のジストニア	・さまざまな程度の認知障害を示すが検査では学習・記憶が保たれている ・CTあるいはMRIにおいて局所性または非対称性の萎縮、定型的には前頭頭頂葉皮質に強い ・SPECT、PETにおける局所性または非対称性の血流低下、定型的には前頭頭頂葉、基底核、視床で低下

本文中に記載のとおり、CBDは臨床・病理のバリエーションが大きい疾患であるため、この診断基準では定型的なCBD（古典型）以外の非定型的なCBDの診断は困難である。

診断には個々の症状はもちろん大切であるが、症状の進展・経過も考慮しなければならない。これらを勘案してCBDの臨床特徴について解説する。
　CBDの臨床症状は神経症状と認知症や人格変化からなる精神症状で構成される。経過は緩徐進行性で経過中に現れる神経症状は多彩である。初発の神経症状は上肢あるいは下肢の運動拙劣とこれにこわばりや異常感覚を伴ったものであることが多く、「ぎこちない」「不器用になった」などと訴える。下肢よりも上肢から始まる方が多く、左右差がみられることが多い。初発症状として頻度が高い運動拙劣は大脳皮質性の肢節運動失行や基底核の障害によるジストニアが関係している。これに次いで多いのは歩行障害である。運動が拙劣になるとともに、動作も緩慢となり、転倒しやすくなる。それまで使っていた道具などが使えなくなる「失行症状」は頻度が高い症状である。肢節運動失行、観念運動失行、構成失行、着衣失行など多彩である。手が勝手に無目的に動いてしまう症状は「他人の手徴候」（alien hand sign）と呼ばれ特徴的で診断的価値が高い症状であるが必発ではない。後中心回に病変が及ぶので物を触っても何かわからない「感覚障害」が出現することもある。その他の大脳症状として、「半側空間無視」はこの疾患が脳の左右どちらかが有意に侵されて始まることが多いために起こる。失語は発語失行や言葉が見つけにくい（喚語困難）ための非流暢性失語であることがほとんどである。不随意運動はミオクローヌスがもっとも現れやすく発症肢にみられる。パーキンソニズムは筋強剛、寡動が主で振戦は目立たない。姿位異常、姿勢反射障害も現れやすい症状である。核上性眼球運動障害も頻度が高く進行性核上性麻痺との鑑別が必要である。進行すると構語障害や嚥下障害が出現する。認知症もほぼ必発で高度な場合は失外套状態に至る。画像所見は診断の助けになる。CT、MRIで前頭〜頭頂領域に左右差のある萎縮、またSPECTで左右差のある大脳血流の低下が重要な所見である。

Q2 鑑別すべき疾患にはどのようなものがありますか？

お答えします

　上にCBDの症状と経過について詳しく紹介したが、症状の提要は大脳皮質病変に由来する片側に強調される運動障害や失行症状と黒質を中心とする基底核病変に由来する錐体外路症状の重畳である（皮質基底核症状群：CBS）。CBSを示すことがある疾患として、進行性核上性麻痺、ピック病、アルツハイマー病、レビー小体病、多系統変性症などが鑑別疾患としてあげられるが、この症例のように定型的な症状を示す場合は鑑別診断はそれほど困難ではない。CBDには脳の病変部位が一定ではなく、それを反映して臨床症状も異なるという問題がある（後述）。

Q3 疾患の原因はわかっているのでしょうか？

お答えします

　残念ながら疾患の本質的な原因はわかっていないが手がかりはみつかっている。CBDではタウと呼ばれる細胞骨格を安定させるタンパクに異常が起こっている。タウ蛋白異常で起こる一連の疾患をタウオパチーと言い、CBDはタウオパチーの一つである。タウオパチーではタウ蛋白が異常にリン酸化して溶けにくくなり、凝集して神経組織にCBDに特有な構造物（封入体）として蓄積している。CBDやPSPではグリア細胞にもタウ蛋白異常が起こっているのでニューロン・グリア疾患である。このような原因タンパクを研究することはCBDの解明に有意義である。また、CBDは一般には孤発性疾患であるが、ごくまれに遺伝性のCBDが

存在することが知られている（家族性CBD）。家族性CBDではタウの遺伝子に異常があることがわかっており、遺伝子研究から疾患の原因解明の糸口がみつかる可能性がある。

> **！ここに注意！ピットホール**
>
> 実は次のような症例もCBDなのである。
> 【症例2】69歳女性。もともとはよく気がつく明るい人だった。62歳時、性格と行動の変化に気づかれた。周囲に気配りしなくなり、無頓着となった。63歳頃、物の名前を忘れるようになり、理解力、計算力も低下した。無銭飲食をしたり、ガスの栓を開いたまま火をつけなかったり、火の消し忘れが目立つようになった。64歳の初診時には易怒、興奮性を認め、CTで前頭葉、側頭葉の軽度の萎縮を認めた。その後、認知症症状は徐々に進行し、家事も不能となった。入浴で家人に指示されても洗い方がわからず、着衣できないなど失行症状も出現した。夜間に徘徊し、行方不明となったりして在宅療養は困難となり、65歳時に入院となった。応対はそっけなく、考え不精を示した。長谷川式スケールで3/32.5で高度の認知症であった。神経学的には歩行は正常で四肢の運動障害や不随意運動は認められなかった。日常生活では徘徊するか、無為に過ごした。自発語は少なく滞続言語を認めた。66歳時には表情乏しく、発語はなくなった。この頃から筋強剛が出現し、体の動きが悪く小刻み歩行となった。次第に寝たきりとなり四肢屈曲拘縮、頸部はジストニアで捻転して後屈。感染を繰り返し69歳で死亡した。臨床診断はピック病（前頭側頭型認知症）であったが病理診断でCBDであることが判明した。

Q4 症例1と2は症状が違うのになぜ同じ疾患なのですか？

お答えします

　脳は高度に機能分化した器官であるので、ある特定の領域が侵されるとそれに対応して特有な症状が現れる。一方、神経変性疾患では脳の特定の領域や系統が侵される傾向があり、このために疾患に特有な症状や経過が現れやすく臨床診断に役立っている。ところがCBDにはこのような神経変性疾患の一般的な特徴を逸脱したところがあり、大脳の侵される領域にバリエーションが大きい疾患であることがわかってきた。すなわちCBDは大脳病変分布のバリエーションに従って臨床症状が大きく異なる疾患であり、臨床・病理の一貫性という一般的な疾患単位の概念から外れた疾患であることがわかってきた。それではなぜ脳の侵される領域が異なるのに同じCBDであることがわかるのかということであるが、先に述べたようにCBDはタウ蛋白異常疾患（タウオパチー）であり、タウ陽性を示す異常な構造物（封入体）が脳に広汎に出現する。封入体の形態は疾患ごとに特徴的な像を示すことが多く、CBDにも特有な封入体が出現することが知られている。それで侵される脳領域に違いがあっても同じCBDであると診断することが可能である。

　最初に紹介した症例はCBDの定型あるいは古典型と呼ばれ、運動障害や失行症状で初発する中核的な症例群でありCBDの約60％弱を占める。2番目に紹介した症例は前頭側頭型認知症の病像を示し、ピック病そのものの症状を示している。これは萎縮の中心が前頭葉にあるためである（図1）。このような症例は非定型CBDとして少なからず報告されている。この他にCBDでは少数ながら言語野が最初に冒され、進行性失語を示したり、進行性核上性麻痺の臨床を示す症例などもある。またCBDの特徴である左右差が目立たないこともある。

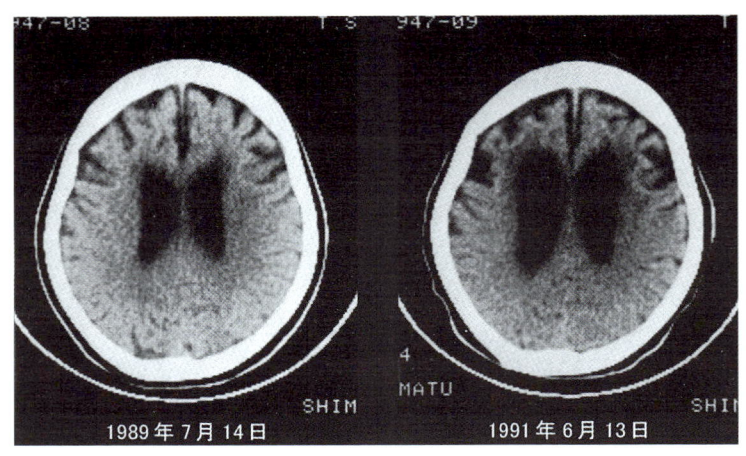

図1 前頭前野に萎縮を示し、前頭側頭型認知症の経過を示したCBD（症例2）のCT像

Q5 診断はどのように考えればよいのですか？

お答えします

　最初に示した臨床診断基準（**表1**）で完全に診断できたとしても全CBDの約60％しか診断できない。解決策として臨床段階では脳の病変部位に従った症状群としての診断名をつけるとよい。CBDは前頭側頭葉変性症（frontotemporal lobar degeneration：FTLD）に属する疾患とされている。FTLDには多くの疾患が属しているが、脳の病変（萎縮）部位に従って3つの臨床類型に分けられている。すなわち、前頭側頭型認知症（frontotemporal dementia：FTD）、進行性非流暢性失語（progressive nonfluent aphasia：PNFA）、意味性認知症（semantic dementia：SD）である。中心溝近傍に病変があり、運動障害や失行症状で初発する定型

（古典型）は皮質基底核症候群（CBS）、性格や行動の変化で始まり、前頭葉に病変がある症例群は FTD、失語症状から始まる症例は PNFA あるいは進行性失語（PA）と診断される。FTD や PA と診断された非定型 CBD も経過とともに病変の進展に従って CBS が現れてくることがあり、そのような段階では CBS と診断を改めればよい。2番目に示した FTD の症例は経過中に失行症状とパーキンソニズムが加わっているので注意深く観察すればその段階で CBS と診断が可能である。CBD と確定診断するには病理解剖が必要である。

Q6 それでは同じ CBD であっても治療法は違ってくるのですか？

お答えします

　残念ながら疾患自体に有効な治療法はなく対症療法に留まる。個々の神経症状に対しての投薬と残存機能の維持を目的とするリハビリテーション療法が行われている。薬物療法として、パーキンソニズムに対してレボドパやその他の抗パーキンソン病薬が試されているが無効であることが多く、効果があっても一時的である。ミオクローヌスにはクロナゼパムやバルプロ酸がやや有効である。痙縮にはバクロフェンが有効である。ジストニアに対しては塩酸トリヘキシフェニジルが用いられる。認知症に伴う精神症状に対しては少量の非定型抗精神病薬が用いられる（注：適応外処方である）。

　治療のもう一つの柱は機能維持を図るリハビリテーション療法である。柔軟性の維持にストレッチ、運動機能低下や身体バランスの保持、転倒の頻度を減少させる目的での歩行訓練や理学療法の継続には一定の効果がある。失語症状に対しては言語療法が行われる。発声練習は嚥下機能維持にも大切である。FTD の症状を示す場合は精神症状や行動異常が問

題となる。個々のFTDの症状に合わせたリハビリテーション療法が有効なことがある。被影響性の亢進がある場合はこれを利用して作業の導入を図ったり、活動を開始させたりする。また、常同症がある場合は患者の趣味などから興味のあることを取り入れ、常同行為により作業を習慣化させることで問題行動を軽減することができる。FTD症状では被影響性や注意の転導性が亢進しているので容易に作業が中断される。このために周囲の雑音や刺激が少なく、できるだけ作業に集中できるような環境を整えることも大切である。このようにリハビリテーション療法は患者の症状特徴に合わせてプログラムを組むことが大切である。

Q7 ご家族に何かアドバイスできることはありますか？

お答えします

運動障害のために動作が遅くなり、姿勢反射障害もあり、どうしても転倒しやすくなる。日常生活では急かさないことや転倒による骨折などを防ぐ工夫が必要である。残存機能の維持のためにも時間がかかっても患者が自分でできることはやってもらうようにする。

他の変性疾患にも共通するが経過とともに嚥下障害が現れるので誤嚥性肺炎を起こしやすくなる。食事の形態に工夫を加えたり、嚥下訓練も効果がある。半側空間無視がある場合は一側の食事に気がつかないことがある。嚥下状態も含めて食事時の観察が必要である。

CBDはパーキンソン病やPSPとともに特定疾患治療研究事業対象疾患（難病指定疾患）である。医療費減免制度が利用できる。40歳以上であれば在宅療養サービスを受けることができる。また身体障害者手帳を取得して各種のサービスを受けることもできる。社会資源を活用することで負担軽減のアドバイスをしてあげるとよい。

CASE 19
舞踏運動から始まり、徐々に意欲低下、記憶障害が出現した症例

【症　例】66歳、女性

【主　訴】
　四肢、首、顔の不随意運動と意欲低下、ボケ症状

【家族歴】
　家系図を図1に示す。次姉（a）は同疾で、今は寝たきり状態である。父と兄は60歳代に死亡したが、不随意運動や認知症の存在には気づかれていない。父の妹（b）は50歳代から舞踏運動と認知症が出現した。現在50歳代のその長女（発端者の従妹c）は45歳頃からボケ症状が出現し、最近は非常に怒りっぽくなり、気に入らないことがあると激昂して暴力を振るうこともある。四肢に不随意運動があるが、発端者に比べるとはるかに軽い。

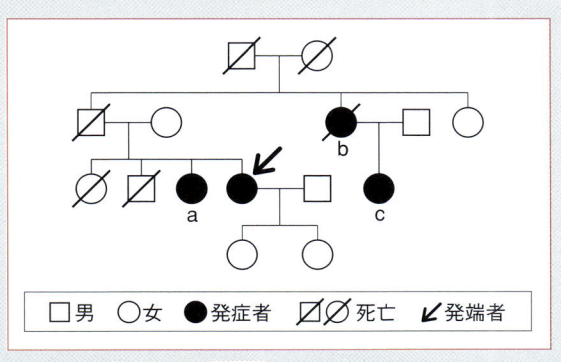

図1　家族歴

【既往歴】特記すべきことなし

【現病歴】
　40歳代半ばから、不随意的に肩を揺すったり、足をピクッと動かす不随意運動が出現し、徐々に全身に拡大し大きな動きになった。50歳

頃には、四肢と首をひねったり振る、体幹を揺する、顔を痙攣的にしかめたり瞬きをするという不随意運動が持続するようになった。これらの動きによって歩行や食事が妨げられるようになったために、55歳頃からはスルピリド（25mg錠）3錠／日の投与が開始され、不随意運動はかなり軽減した。その後も不随意運動は頻度が増えたので、数年前からはハロペリドール錠（0.75mg錠）3錠／日が追加され有効であった。足と躯幹に出現する突然の動きで転びやすいために、現在は車椅子で移動し、食事は箸の使用ができないのでスプーンを使用している。衣服の着脱や入浴、用便は夫が介助している。

　精神症状としては、55歳頃から意欲低下が出現した。それまで不随意運動はあったが、日常生活は自立し、買い物や家事も一定程度こなしていた。しかし、徐々に積極性に乏しくなり、感情表現も鈍く、反応も行動も遅くなり、買い物や家事も夫任せになった。近年は、自ら進んで何かをすることがなく、会話量が減り、記憶力も減退してきたことを夫が心配して、当院を受診した。

　過去に幻覚や妄想、うつ状態は出現したことはなく、自殺企図の既往もない。

【全身診察所見】
　血圧・脈拍ともに正常で、胸部・腹部に異常所見なし。外傷なし。

【精神・神経学的所見】
　意識清明で、質問には短く「ハイ、イイエ」で答えるが、長い文章の会話はせず、自ら症状を訴えることもなかった。すべての精神活動や反応は緩慢で、自発性欠如と意欲減退が感じられ、受動的態度で感情表現も乏しかった。Mini-Mental State Examination（MMSE）は18/30で回答に時間がかかり、近時記憶、見当識、計算力は低下していた。うつ傾向はみられず、自分の病気にも周囲にも無関心であった。

　四肢筋は痩せていたが粗大力は正常で、筋緊張は低下し過進展が認められた。腱反射はやや亢進し、病的反射はなかった。両手、両足、首、顔に出現する不随意運動のために、座位での静止は困難で、起立と歩行は不安定で介助が必要であった。不随意運動としては、顔しかめ、首振り、肩揺すり、上肢と下肢を大きく速く振ったり跳ねたり捻

ったりするような舞踏運動が認められた。これらは自分の意思で短時間なら止めることができた。構音障害があったが、嚥下障害、尿失禁、排尿困難はなかった。

【検査所見】

一般の、尿、血液検査に異常なかった。MRI（図2）では、左右対称性・びまん性の大脳皮質萎縮と脳室拡大が認められ、とくに尾状核萎縮が顕著であった。明らかな海馬萎縮や限局性脳葉萎縮はなかった。

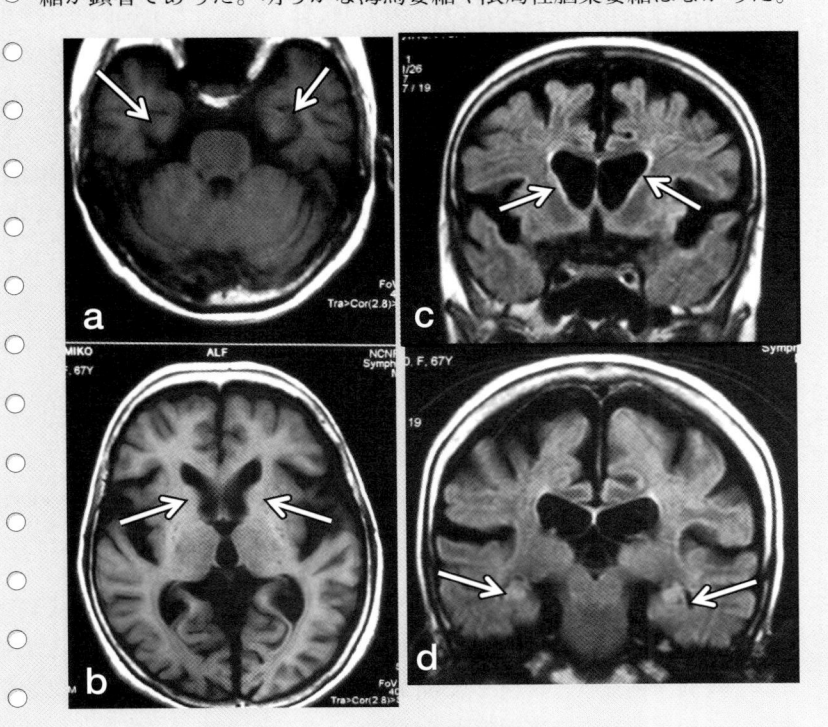

図2　MRI画像

冠状断T1強調画像（a、b）と前額断FLAIR画像（c、d）。中等度のびまん性対称性の大脳皮質萎縮と脳室拡大が認められる。海馬（a、d矢印）萎縮は認められないのと対照的に、尾状核（b、c矢印）萎縮は極めて高度で、側脳室内への凸像が失われている。

Q1 もっとも考えられる診断は？

お答えします

緩徐進行性の四肢と顔面の舞踏運動から始まり、認知機能障害の特徴は意欲低下と自発性欠如であって、記憶障害は軽微であること、家族歴から常染色体優性遺伝の精神神経疾患であること、脳画像で全般性の脳萎縮と脳室拡大を認め、とくに尾状核萎縮が高度であり、海馬萎縮や特定の脳葉萎縮は認めないので、ハンチントン病がもっとも疑わしい。

この症例では、本人と夫の希望があったので遺伝子検査を実施し、ハンチンチン（huntingtin）遺伝子（IT15）のCAGリピート数増加が確認され、遺伝学的にも診断が確定された。（遺伝子検査の問題点については、後述）

Q2 鑑別すべき疾患は？

お答えします

本例の認知症のように、記憶障害や失語・失行のような大脳局所症状は目立たず、意欲低下や無気力、精神運動緩慢を特徴とする認知症は、皮質下構造（基底核や大脳白質）病変、あるいはそこと線維連絡を持つ前頭葉連合野の機能障害に起因するという意味で、皮質下性認知症（subcortical dementia）あるいは前頭葉-皮質下性認知症（fronto-subcortical dementia）と呼ばれる。大脳基底核疾患や血管性認知症に出現し、高頻度に錐体外路症状や運動障害を随伴する。

ハンチントン病と鑑別が必要な、遺伝性家族性の舞踏運動を伴う皮質

下性認知症には、歯状核赤核淡蒼球ルイ体萎縮症（DRPLA）、有棘赤血球（acanthocytosis）を伴う舞踏病、脊髄小脳変性症17型（SCA17）、神経フェリチノパチー（neuroferritinopathy）などがあり、非遺伝性疾患には、薬剤性舞踏運動（遅発ジスキネジア・ジストニア）、老人性舞踏病、小舞踏病（シデナム舞踏病）などがある。

DRPLAは常染色体優性遺伝性でDRPLA遺伝子のCAGリピートの異常伸長が原因で起こり、日本人において発生頻度が高い。発症年齢によって主要症状が異なり、小児期発症ではミオクローヌスてんかん、若年〜中年期発症で小脳失調と舞踏病、中年期以降の発症では認知症が目立つ。表現促進現象（後述）が認められる点も、ハンチントン病に似る。脳画像では、小脳萎縮や白質脳症が顕著である。

「有棘赤血球を伴う舞踏病」はLevine-Critchley症候群あるいは神経有棘赤血球症（neuroacanthocytosis）とも呼ばれ、常染色体劣性遺伝性で、有棘赤血球症と、口周囲と四肢に目立つ不随意運動、認知症、妄想などの精神症状が出現する。咬唇、咬舌を伴うこともある。検査上は、血液像で有棘赤血球と血清CK値の上昇を認める。遺伝学的に、VPS13A遺伝子変異による有棘赤血球舞踏病（chorea-acanthocytosis）と、XK遺伝子異常によるMcLeod症候群が区別される。これ以外の遺伝子変異もあり、ハンチントン病ときわめてよく似た臨床像を示すものもある。

Q3 ハンチントン病では、他にどのような精神症状を出すことがあるのでしょうか？

お答えします

ハンチントン病で、舞踏運動が軽微で精神症状だけが目立つ場合は、統合失調症、異常性格、うつ病などと誤診されていることがある。次に主要な精神症状を列挙する。これらは一部だけがみられることも、

病期の進行につれて複数がみられることもある。

①皮質下性（前頭葉-皮質下性）認知症

症状は前述した通りで、意欲低下や無気力（abulia）、無感動（apathy）、精神運動緩慢（bradyphrenia）を特徴とする。

②性格変化

頑固、自己中心的、易刺激性、易興奮性、衝動性などが目立つ。前頭葉障害による脱抑制症状であり、とくに男性患者の場合には、暴力行為や性的逸脱行為を起こすことがあり、介護困難の大きな原因になる。家庭内暴力問題の有無を、家族や介護者に直接に確認する必要がある。

③うつ、不安、自殺傾向

うつ傾向を示す患者の頻度は高い。不安・焦燥もよくみられる。自殺率の高いことも従来から指摘されている。本人のケアと、自殺企図について家族への周知と注意喚起が必要である。

④統合失調症様症状

幻聴、妄想、嫉妬、強迫症状などが前景に立って、統合失調症と誤診される場合もある。ハンチントン病でもこのような症状が出現することを知っておく必要がある。

Q4 遺伝子検査は行うべきでしょうか？

お答えします

まず前提条件として、遺伝子検査実施に当たっては、十分な説明とインフォームドコンセントが必要なだけでなく、陽性結果が判明した場合に備えて、十分な医学的・心理学的サポート体制をとることができることが必要条件となる。確定診断をつけるためとか、発症者の血縁者の遺伝子異常の有無を確認するためという理由で、安易に実施しては

ならない。とくにハンチントン病の場合には、次のような問題を認識しておく必要がある。

① 発症者の場合

本人が希望した場合や、本人が同意し、確定診断の必要がある臨床治験や医学研究の場合には、実施してよい。しかし、家系内の誰かがすでに遺伝子検査や剖検によって確定診断されていれば、本症と確定診断できる。

② 小児発症例の場合

CAGリピート病では、表現促進現象（「ここに注意」を参照）のために、児は発症していても保因者の親は未発症のことがある。この場合には、患児に遺伝子異常が確認されたら、自動的に親の発症前診断がなされた事態になるために、深刻な問題を引き起こす可能性がある。

③ 未発症者の遺伝子検査

現時点では本人にとって、利益が少ない上に不利益を及ぼす可能性があるために、原則として勧められない。本人に十分な理解力があり、純粋に自発的意思に基づくものであって、なおかつ陽性結果が出て診断確定となった場合に、専門のカウンセラーなどにより十分な医学的・心理学的・倫理学的サポート体制を取ることができる場合のみに、実施適応の検討対象にすることができる。

④ 出生前診断

わが国では一般的には適応外とされている。技術的・倫理的に条件が整備された施設で、保因者である親が希望した場合に、研究的医療として今後実施が検討される可能性はある。

！ここに注意！ ピットホール

【CAGリピート病の表現促進現象と遺伝子検査について】

ハンチントン病では、一般的に子供のほうが親（とくに父親）よりも発症年齢が10年以上も若年化し、症状も重篤という現象がみられ、表現促進現象と呼ばれる。これは、CAGリピート病においては、発症年齢と重症度がリピート数に依存することの反映であり、リピート数が親よりも子供において多い場合に起こる。とくにリピート数増加は精子形成において起こりや

すいために、父親からの遺伝の場合には、子供の発症年齢のほうが数十歳も若くなることが起こり得る。本例でも保因者と推定される父親は60歳代の死亡まで症状には気づかれていなかったのに対して、次の世代では40歳代で発症していた。

前述の、家族歴がない小児発症例の場合もこれに該当し、父親はCAGリピート数が40回未満であって、児ではそれよりもはるかに多い場合には、児のほうが早く発症することがある。この場合、父親にとっては、事前説明も、インフォームドコンセントも、遺伝子検査の同意もないままに、児の遺伝子診断によって自らも異常遺伝子を保有しており、将来は発症する可能性が高いという診断結果を突き付けられるという、厄介な事態に直面する。

表1 ハンチントン病の遺伝子のCAG反復回数と臨床症状

遺伝子検査	CAG反復回数	臨床像
正常	26回以下	健常
境界	27～35回	健常、ただし子供の世代では（反復回数増加により）発症することがある
境界	36～39回	健常、または発症年齢が高い軽症患者
異常	40回以上	通常の発症

わたしはこうしています

ハンチントン病において、患者の未発症血縁者の遺伝子検査は、医療倫理でもっとも判断が難しいテーマの一つである。その理由は、本症が優性遺伝で浸透率100％（すなわち遺伝子異常が存在すれば確実に発症する）の疾患で、現在のところ適切な治療法がないことによる。遺伝子検査の結果、現在は健常人である被験者に異常が確認されたら、数年あるいは数十年後には確実に発病し、進行して神経学的精神医学的に荒廃状態に陥り、無言無動状態を経て死に至ることを、予め告知することになる。

検査を希望する未発症者の検査の目的は、純粋に遺伝子異常の有無を知りたいというものから、不安から逃れるために、内心では正常遺伝子であることを期待しているものまでさまざまである。検査結果が陽性と

出た場合には、被験者は精神的に非常に大きな負担と不安を背負うことになる。しかも、就職、結婚、生命保険加入などにおいて、遺伝子異常であることを申告した場合に、(そうあってはならないのであるが、) 社会的不利益が発生する惧れがある。

私はハンチントン病の未発症血縁者から遺伝子検査の相談を受けた時には、このような事情を説明して、「自分自身の遺伝子情報を知りたい」という希望はよく理解できるが、将来研究が進み、遺伝子異常が確認された未発症者に、有効な治療や予防が実施できるようになるまで、遺伝子検査を待つべきだと伝えるようにしている。

Q5 精神症状に有効な薬物はありますか？

お答えします

残念ながら、現在は、はっきりとエビデンスが示されている薬物は存在しない。ハンチントン病の精神症状にはさまざまなものがあり、個々の症状ごとに、以下のように、対症的に薬物が試みられている。

① 認知機能障害

抗認知症薬として、ドネペジルに続いて、コリンエステラーゼ阻害薬のガランタミンとリバスティグミン、NMDA拮抗薬であるメマンチンが上市されたことにより、わが国でも世界標準の薬物療法が可能となった。しかし、これらの薬物のハンチントン病の認知症に対する有効性は確認されていない。いずれも保険適用外である。

② 精神症状（幻覚、妄想など）

ハロペリドール、非定型抗精神病薬のオランザピン、リスペリドン、クエチアピンは、易刺激性、易怒性、強迫症状、攻撃的性に対して、有効性が報告されている。定型および非定型の抗精神病薬は、舞踏運動を

抑制する効果もある。いずれも保険適用外である。
　③うつ症状、感情障害
　確立された治療法はない。前頭側頭型認知症では、さまざまな行動異常に選択的セロトニン再取り込み阻害薬（SSRI）の有効性が報告されている。また、躁症状に保険適用がある抗てんかん薬のバルプロ酸が、感情障害に有効なことがある。

Q6 精神症状が激しくて興奮しやすく、すぐに怒りを爆発させて暴力的になる場合は、どうしたらよいでしょうか？

お答えします

　このような場合には、鎮静効果の強いハロペリドールやフェノチアジン系の定型抗精神病薬を投与する。それでも治まらない場合には、精神科閉鎖病棟に入院させて、薬物や精神療法で鎮静化を図らざるを得ないと考える。

Q7 舞踏運動を抑える薬はありますか？

お答えします

　ドパミン拮抗作用のある定型的抗精神病薬（ハロペリドール、フェノチアジン誘導体、ベンザミド誘導体）が有効である。すでに欧米では認可されているモノアミン枯渇薬で副作用が少ないテトラベナジンは、現在オーファンドラッグとして臨床治験実施中である。

参考文献

1) 金澤一郎：ハンチントン病を追って．臨床から遺伝子治療まで．科学技術振興機構, 埼玉, 2006.
2) 日本神経学会, 監修：神経疾患の遺伝子診断ガイドライン 2009 (「神経疾患の遺伝子診断ガイドライン」作成委員会, 編). 医学書院, 東京, 2009.
3) 日本神経学会, 監修：認知症疾患治療ガイドライン 2010 (「認知症疾患治療ガイドライン」作成委員会, 編). 医学書院, 東京, 2010.

CASE 20
歩く時のバランスが悪く、軽いもの忘れがあり、時に尿失禁が見られる症例

- 【症　例】79歳、男性
- 【主　訴】歩行障害ともの忘れ
- 【既往歴】高血圧症
- 【現病歴】

　76歳ごろから、歩く時にバランスが悪くなり、よくつまずくようになった。家族によると、股を開いて、よちよちと歩くようになったそうである。

　78歳になると、夜間に何度もトイレに起きるようになった。ときには、トイレに行くまで我慢ができず、尿を漏らすこともあった。

　同じ頃から、反応が鈍くなり、もの忘れも顕著になってきた。翌年、精査のために入院された。

- 【所　見】

　外見は、目がトロンとし、少しボォーとしている。話しかけへの反応はやや鈍いが、話の内容におかしなところはない。起立時の姿勢は、やや外股で、両足を肩幅程度に開いている。もっとも特徴的なのは、歩く姿である。足を少し開き気味にして、ゆっくりと小刻みに歩き、また、足があまり上がっておらず、すり足気味になっている。緊張すると最初の一歩が出にくく、障害物に近づくと歩幅は急に小さくなる。また方向転換時には、片方の足を軸にして、コンパスのように回転する。なお、筋固縮などパーキンソン病を疑わせる所見はなかった。

　認知症のスクリーニングテストのミニメンタルテスト（Mini-Mental State：MMS）は、27/30点で、曜日−1点、想起−1点、図形の模写−1点であった。

【画像診断】

頭部CT水平断では、シルビウス裂が著しく開大し、側脳室も軽度拡大していた（図1-A）。また、高位円蓋部（大脳の頂きの部位）の脳溝および半球間裂（左右の大脳半球の間の裂隙）のくも膜下腔が狭小化していた（図1-B）。なお、深部灰白質（レンズ核、視床）や深部白質に虚血性病変は認められなかった。

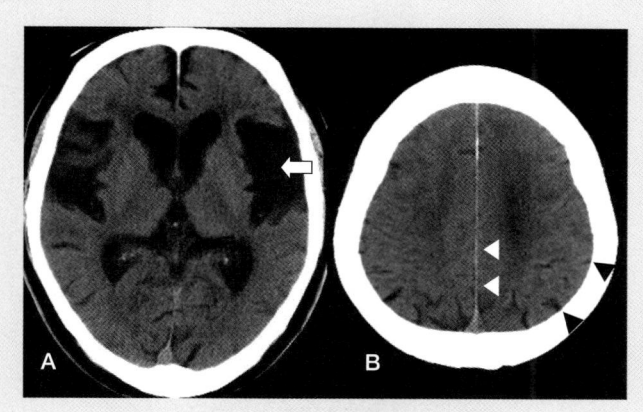

図1 iNPH症例のCT

(A) シルビウス裂（白矢印）が開大している。脳室も軽度拡大している。(B) 円蓋部の脳溝（黒矢頭）および半球間裂（白矢頭）のくも膜下腔が狭小化している。

【経　過】

入院後、髄液排除試験（タップテスト）を行った。髄液を30ml排除したところ、翌日には歩く速度が速くなった。歩幅が大きくなったからである。以上から、「特発性正常圧水頭症」と診断した。

その後、脳神経外科に移り髄液シャント手術を受け、手術直後から、歩行は改善し、以後、良好な状態が続いている。また、尿失禁も見られなくなった。

Q1 特発性正常圧水頭症（iNPH）とはどのような病気ですか？

お答えします

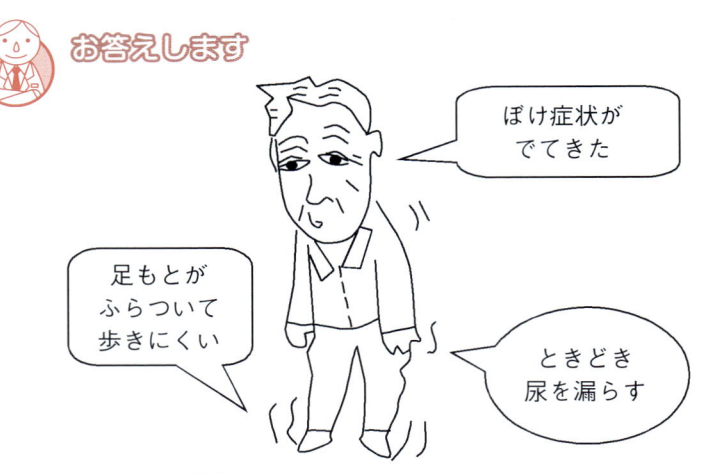

（ぼけ症状がでてきた）

（足もとがふらついて歩きにくい）

（ときどき尿を漏らす）

図2　特発性正常圧水頭症のトリアス

　特発性正常圧水頭症（idiopathic normal pressure hydrocephalus：iNPH）は、歩行障害・認知障害・尿失禁を三主徴とし、髄液シャント術により症状が改善する病態である。現在、「治療可能な歩行障害」「手術で治る認知症」として注目されている。

！ここに注意！ピットホール

　特発性を冠さない"正常圧水頭症（NPH）"という病名は以前から存在し、治療可能な認知症（treatable dementia）として盛んに手術された。当時、認知症、歩行障害、尿失禁のいずれかがあれば本症を疑い、CTで脳室拡大と脳室周囲の低吸収域（periventricular lucency：PVL）を確認し、RIの脳室逆流（ventricular reflux）があれば"シャント適応あり"と判定した。しかし、この診断法ではシャント有効例を適切に選ぶことはできず、多くの手術無効例を生み出した。このように、NPHの診断ではとりわけRIの脳室逆流が重視されていた。しかし今日、iNPHと診断される例の大半

は脳室逆流が見られない。これらの例は、当時"非NPH"と診断されていたもので、新たに見いだされた病型といえる。このように、iNPHは従来のNPHとは異なる病態であるため、本症について新たに学ぶ必要がある。

Q2 iNPHはどのように診断するのですか？

お答えします

iNPHの診断基準（**表1**）に基づいて診断する。

表1　特発性正常圧水頭症（iNPH）の診断基準
診断の確実性により3段階に分ける。

Possible iNPH
1. 60歳以降に発症
2. 歩行障害、認知障害、尿失禁の1つ以上を認める
3. 脳室拡大：Evans index > 0.3
4. 髄液圧：200mmH$_2$O以下
5. 他疾患により症状を説明できない
6. 脳室拡大をきたす先行疾患がないか不明

Probable iNPH
上記＋タップテスト陽性（→シャント術の適応）

Definite iNPH
シャント術により症状改善

！ここに注意！ ピットホール
従来のNPHは、三徴の中の「認知障害」が強調され"治療可能な認知症（treatable dementia）"と呼ばれていたが、iNPHは「歩行障害」が主症状であるため"治療可能な歩行障害（treatable gait disturbance）"と呼ばれている。診断項目2の"三徴の順序"に注意。

Q3 髄液排除試験（タップテスト）とはどのような検査ですか？

お答えします

髄液シャント術が有効かどうかを予測するための検査である。

　iNPHの診断でもっとも大切なことは、シャント術が効くかどうかを術前に見きわめることである。シャント術の本質は、髄液を排除し頭蓋内圧を下げることにある。そこで一時的にせよ、髄液を排除しシャントに近い状態（仮シャント状態）にできれば、症状は改善すると考えられる。タップテストは、この仮シャント状態を作り出す方法である。

　具体的には、腰椎穿刺を行い、髄液を約30ml排除する。髄液排除後、数日以内に歩行速度や認知機能が改善すればシャント術が有効と判断される。

わたしはこうしています

　タップテストの原法では、「50mlを連続2日間排除する」ことになっている。30mlの単回排除では、当然のことながら偽陰性例が出る。そこで、検査の感度を上げる工夫が必要になる。太い穿刺針（19ゲージ）を使用し硬膜に傷をつけることにより、穿刺後もしばらくの間は同部から髄液が漏れ出るようにする。このように腰椎穿刺後の髄液漏（postpuncture spinal fluid leakage）を積極的に促すことがポイントである。本症の患者は、髄液漏が起こっても頭痛は起こらないことが知られている。

　タップテストは、髄液排除後に症状の改善を確認すればよいのだが、さらに数週観察し、再び症状が悪化することを確認すれば判定はより確かになる。

Q4 iNPHの三徴（歩行障害、認知症、尿失禁）の特徴を教えてください。

お答えします

iNPHの三徴の特徴は以下のとおりである。

①歩行障害

本症の主な症状である。病初期から認められ、次の3要素からなる。股を開いて（開脚歩行）、小さな歩幅で（小刻み歩行）、すり足で歩く（すり足歩行）。典型例は3要素を兼ね備えているが、バランスが悪いだけの患者もいる。

②認知障害

注意力障害（反応が鈍い）や思考緩慢（頭の回転が遅い）を主症状とする皮質下性認知症で、アルツハイマー病のような強い記憶障害は起こらない。自発性が低下しており、ボォーとした印象を受ける。

③尿失禁

歩行障害や認知障害に遅れて出現する。そこで実際には、歩行障害と認知障害のみを呈している例が多いのである。尿失禁のタイプは切迫性で、尿意を感じてトイレに行っても、下着を下ろしている間に漏らしてしまう。失禁が出現する前には、（夜間）頻尿が見られる。

> **！ここに注意！ピットホール**
> iNPHもアルツハイマー病もいずれも認知障害を呈するが、その内容が異なる。アルツハイマー病患者は迅速に受け答えができるが、本症の患者は話しかけに対して一拍も二拍も遅れて返答する（遅延反応、思考緩慢）。そこで、ボォーとした印象を受ける。

Q5 iNPH の特徴的な MRI 所見は？

お答えします

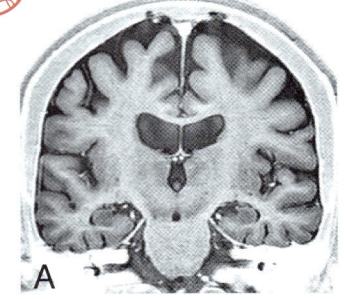

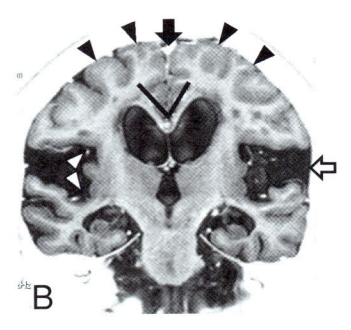

図3　正常例（A）と iNPH 症例（B）の対比（MRI 冠状断）
高位円蓋部の脳溝・くも膜下腔（黒矢頭）および、半球間裂（黒矢印）が狭小化している。シルビウス裂（白矢印）と外側窩（白矢頭）が開大している。脳梁はV字形（黒V字）になり、脳室は丸みを帯びて拡大している。

本症の特徴的所見は次の2点である。
①高位円蓋部の脳溝・くも膜下腔の狭小化（tight high-convexity）

高位円蓋部において、脳溝およびくも膜下腔が狭小化し、脳回が平坦化している。ちょうど、大脳が上方の頭蓋骨に押しつけられているように見える。くも膜下腔の狭小化は、半球間裂でも見られる（図3-B）。水平断では円蓋部が接線方向に切れ評価が難しいため、半球間裂の狭小化で判定する（図1-B）。

②シルビウス裂開大

シルビウス裂は島皮質を上方から被う前頭頭頂弁蓋と下方から被う側頭弁蓋の間の裂隙である。本症では、前頭頭頂弁蓋が上方に押し上げられることにより、シルビウス裂が開大する。その底部の外側窩（島槽）も拡大している。

また、丸みをおびた脳室拡大も認められる（図3-B）。

Q6 脳室拡大はどのように評価しますか？

お答えします

脳室拡大の指標としては Evans index（両側側脳室前角間最大幅A／その部位における頭蓋内腔最大幅B）が用いられる（図4）。これは、側脳室が水平方向にどれだけ拡大しているかを表す指標である。

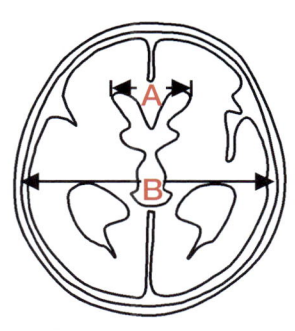

図4　Evans index（=A/B）

！ここに注意！ピットホール　Evans index が大きいものほど本症の可能性が高いように思われるが、多くは0.3～0.4の範囲に入る。それは側脳室が側方ではなく背側（上方）に向かって拡大するためである（図3-B）。

Q7 シャントにはどのような術式がありますか？

お答えします

図5　シャント手術：
　　　VPシャント（A）
　　　vs LPシャント（B）

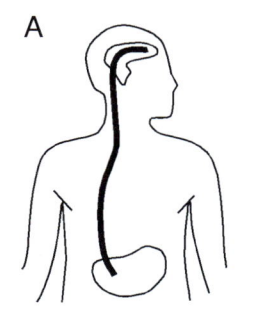

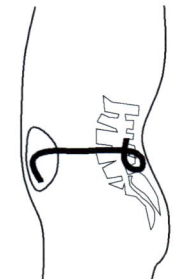

シャントは、過剰に溜まっている髄液を他の体腔に流すことで頭蓋内圧を下げ、脳の機能を回復させる手術である。標準的な術式として、脳室腹腔シャント（VPシャント）と腰部くも膜下腔腹腔シャント（LPシャント）がある（図5）。VPシャントは、脳を穿刺するため合併症として脳出血が起きる危険性がある。そこで現在は、脳を傷つけることのないLPシャントが第一選択となっている。

わたしはこうしています

LPシャントは脳を傷つけることがなく第一選択とすべき術式であるが、実際には変形性腰椎症や頸部のくも膜下腔のブロックのために実施できない場合も多い。本術式を実施するにあたっては、全脊椎のMRIや脳槽シンチで、脊髄くも膜下腔の交通性が保たれていることを確認しておく必要がある。

Q8 鑑別すべき疾患は？

お答えします

iNPHのように「歩行障害を伴う皮質下性認知症」にはさまざまな疾患があり、これらを鑑別する必要がある。鑑別すべき疾患としては、進行性核上性麻痺（progressive supranuclear palsy：PSP）／大脳皮質基底核変性症（corticobasal degeneration：CBD）、レビー小体型認知症（dementia with Lewy bodies：DLB）、認知症を伴うパーキンソン病（Parkinson's disease with dementia：PDD）、多系統萎縮症（multiple system atrophy：MSA）、血管性認知症（vascular dementia：VaD）などがある。頸椎症性脊髄症も、認知障害こそ伴わないが、歩行障害の原因疾患として、また合併症として忘れてはならない疾患である。これらの

中でも、進行性核上性麻痺がとくに重要で、"すくみ足"や"瞬目の減少"など、無動が見られることが特徴である。鑑別診断にあたっては、iNPHの運動症候は左右差がなく、頸部や上肢に異常が認められないことがポイントとなる。

わたしはこうしています

認知症は、身体症状を伴うものと伴わないものに大きく分けられる。前者には、上記の疾患が含まれ、後者にはアルツハイマー病（Alzheimer's disease：AD）や前頭側頭葉変性症（frontotemporal lobe degeneration：FTLD）が含まれる。両群に分ける理由は、身体症状の有無のみならず、認知障害のパターンも異なるからである。皮質下構造が主として障害される前者では、皮質障害を主とする後者とは異なり、"動作の鈍り（運動障害）とともに情動の鈍り（注意力障害や思考緩慢）が見られる"。

CASE 21
書字障害を初発として、のちに記憶障害などが出現した症例

- 【症　例】59 歳の女性、右手利き
- 【主　訴】
  字が書けない
- 【既往歴】
  40 歳から脂質異常症、55 歳から糖尿病、高血圧、胃潰瘍で近医通院中。
- 【現病歴】
  X 年 Y－2 月頃より家計簿に文字を書こうとするときに漢字が思い浮かばないことに気づいた。辞書を見ながら書こうとするが、真似をしているつもりでも間違った字を書いたりしていた。そのうちにひらがなも思い浮かばないことがあった。Y－1 月頃からは戸の閉め忘れ、洗濯物の干し忘れなどが見られるようになった。以前から製造業に従事していたが、流れ作業についていけなくなったため退職した。Y 月よりドアの開け方、洗濯の際に衣服の上下がわからないことや、錠剤を薬袋のまま飲んでしまうことがあった。A 病院を受診し、精査目的に入院となった。

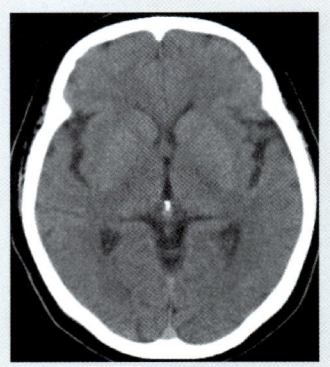

図1　頭部 CT

- 【入院時現症】
  〔一般身体所見〕
  身長 155 cm、体重 80 kg、血圧 121/65 mmHg、脈拍 82 拍/分・整、体温 36.8 ℃。
  心音：異常なし、呼吸音：異常なし、腹部：平坦・軟、圧痛なし。
  〔神経学的所見〕
  意識清明。脳神経系：異常なし。
  運動系：筋トーヌス—正常、筋力—上下肢筋いずれも徒手筋力テス

トで5レベル。
　感覚系、協調運動系：異常なし。
　腱反射：下顎反射・四肢腱反射に亢進を認め、病的反射は認められない。
　起立：閉脚起立可能。歩容：正常。不随意運動：なし。
〔認知機能〕
　改訂長谷川式簡易知能評価スケール（HDS-R）25点、Mini-Mental State Examination（MMSE）24点。
　観念失行、左右・手指・相貌失認：なし。構成障害：あり。
　書きとり、音読、復唱：可能。聴覚・視覚による言語理解：良好、自発言語：書字―漢字の書き間違いあり、発語―話始めに言葉に詰まるが、音に歪みはない。

【検査所見】
〔血液検査〕
　血算、一般生化学：異常なし、ビタミンB1・B12、葉酸、アンモニア、甲状腺機能：正常、抗TPO抗体 38.2 U/ml、抗サイログロブリン抗体 3.8 U/ml：陽性（いずれも正常は0.3 U/ml未満）、血清梅毒反応：陰性。
〔画像検査〕
　頭部CT（図1）：特記すべき異常所見なし。
　頭部MRI：両側大脳皮質（とくに側頭葉、頭頂葉）に拡散強調画像でリボン状高信号を認める。
　MRA：異常なし。
　脳血流SPECT：平均大脳血流 右43.8/左45.6 ml/min/100 g、左優位に両側頭頂葉、側頭葉、後頭葉に低下を認める。

Q1 現時点でもっとも考えられる診断は何か？

1. アルツハイマー病
2. 進行性非流暢性失語症
3. プリオン病
4. 橋本脳症

お答えします

本例の特徴として、「漢字が書けない」という特徴的な症状から始まっており、近時記憶障害を初発とする典型的なアルツハイマー病とは異なる。画像所見をみてもアルツハイマー病を示唆する所見は得られていない。進行性非流暢性失語は、前頭側頭葉変性症の中の一つの病態であり、背景疾患には大脳皮質基底核変性症などさま

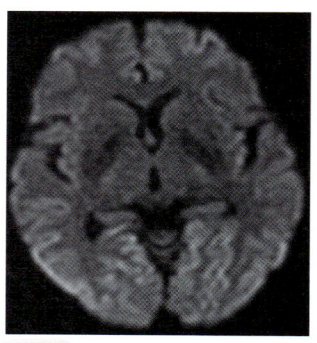

図2　頭部MRI拡散強調画像

ざまなものがある。非流暢性失語を主体として、左シルビウス裂周囲の側頭葉萎縮を認めるが、本例とは臨床症状、画像所見いずれも異なる。クロイツフェルト・ヤコブ病（Creutzfeldt-Jakob disease：CJD）をはじめとするプリオン病は、多彩な精神・神経症候を呈する亜急性進行性認知症の一つとして重要である。中には、経過が長く、症候が乏しい診断困難な非典型例も存在する[1]。そのなかで、非侵襲的診断ツールとして注目されているのが、頭部MRIの拡散強調画像にみられる大脳皮質のリボン状高信号、大脳基底核の高信号である[1]。本例においてもこの特徴的な所見が認められた（図2）。この画像的特徴に加えて、特徴的な高次脳機能障害、錐体路徴候、亜急性の経過から、現時点ではプリオン病がもっとも疑わしいと考えられる。橋本脳症は、甲状腺機能が正常であるものの抗甲状腺抗体価が異常高値を呈する症例で見られる神経精神症状を特徴とする疾患で、特異的な画像所見はない。

わたしはこうしています

橋本脳症の画像所見として特徴的なものはないが、抗甲状腺抗体価高値の場合に認知症の鑑別として入れておくとよい。とくにアルツハイマー病やプリオン病には現時点で根本治療が存在しないが、橋本脳症であればステロイドで認知機能の改善が見込めるからである。ただし、甲状腺機能正常で抗甲状腺抗体価高値の症例は、しばしば臨床の場で遭遇するため、認知症を見た場合には橋本脳症の可能性を除外できずに悩ましい場合もある。

Q2 今後、診断確定のため追加検査として何を行いますか？

1. 脳波：周期性同期性放電（periodic synchronous discharge：PSD）の有無を確認
2. 脳脊髄液検査：アミロイドβ蛋白（1-42）、14-3-3蛋白、総タウ蛋白、リン酸化タウ蛋白の測定
3. プリオン蛋白遺伝子検査：コドン129、219多型、挿入変異、点変異の有無を確認
4. 抗α-エノラーゼN末抗体（抗NAE抗体）測定

お答えします

脳波検査でPSDの有無を調べることはプリオン病の診断において必須である。また脳脊髄液検査では、脳炎などを除外し、上記のような特殊マーカーを測定することでプリオン病、アルツハイマー病の診断補助となりうる。プリオン病は、孤発性CJD、硬膜移植後CJDをはじめとする医原性CJD、変異型CJD、遺伝性プリオン病と大きく4つに分けられるが、プリオン病を疑う場合にはプリオン蛋白遺伝子検査を行うこと

が望ましい。遺伝子変異の有無により遺伝性プリオン病が診断されることに加えて、孤発性 CJD の場合もコドン 129 多型は臨床症状に関わる重要な要素だからである。また遺伝性プリオン病の中には、浸透率が低く、孤発性 CJD と臨床上も区別できない変異例（V180I、M232R）が本邦には多いことも理由の一つとしてあげられる[2]。抗 NAE 抗体測定は橋本脳症の診断において有用な検査である。

わたしはこうしています

プリオン病は、脳波、頭部 MRI、プリオン蛋白遺伝子検査、脳脊髄液検査（14-3-3 蛋白、総タウ蛋白）を組み合わせることで生前診断がかなり高い確率で可能である。このうち、プリオン蛋白遺伝子検査、脳脊髄液マーカーは専門調査機関に依頼しなければならない。脳脊髄液検査では、プリオン病では 14-3-3 蛋白陽性、総タウ蛋白異常高値を示し、アルツハイマー病で見られるようなアミロイド β 蛋白の高度低下、リン酸化タウ蛋白の高度上昇は通常見られない。橋本脳症では一部で抗 NAE 抗体が陽性となり、診断マーカーとして有用と考えられている。抗 NAE 抗体も専門調査機関での測定を依頼しなければならず、陰性の場合には橋本脳症かどうかの判断が難しい。その場合にはステロイド治療による反応をみることも治療的診断として考えられるが、なかにはステロイドの副作用で精神症状をきたし、不穏となる例もあるため、家族とよく相談することが必要である。本例でも抗 NAE 抗体は陰性であり、ステロイド大量療法を施行したが、認知機能にまったく改善は見られず、橋本脳症は否定的と考えた。脳波上 PSD は見られなかったが、頭部 MRI 所見、手術歴がないこと、プリオン蛋白遺伝子検査で変異が見られないこと、髄液 14-3-3 蛋白陽性、髄液総タウ蛋白異常高値から本例は孤発性 CJD と診断した。

プリオン蛋白遺伝子のコドン 129 にはメチオニン（M）、バリン（V）の 2 種類の多型が存在し、したがって遺伝子型としては MM、MV、VV の 3 種類のパターンをとることになる。また脳組織のプロテアーゼ抵抗性プリオン蛋白（すなわち、異常プリオン蛋白）をウェスタンブロット

解析すると、その泳動パターンから1型、2型に分けられる。この遺伝子型、ウェスタンブロット解析パターンを組み合わせて、例えば遺伝子型がMMで、ウェスタンブロットパターンが1型ならMM1というように、孤発性CJDは6つのサブタイプ（MM1、MM2、MV1、MV2、VV1、VV2）に分けられる[3]。それぞれが臨床的特徴を有していて、PSDが高率に見られ、進行が早い典型的な孤発性CJDはMM1、MV1であり、MM2は非典型的とされる。MM2はさらに皮質型、視床型に分けられ、本例のように大脳皮質にリボン状の高信号が見られ、経過が比較的緩やかな場合はMM2皮質型と考えられる[1]。

> **！ここに注意！ ピットホール**
> 亜急性進行性の認知症を診た場合には、プリオン病は必ず念頭に置いておかなくてはならない。診断においては何より問診が重要であり、手術歴の有無、家族歴、「もの忘れ」の詳細な内容、経過を丁寧に聞き出すことで、プリオン病に限らず、認知症の診断はある程度絞り込むことが多い。「通常のアルツハイマー病とはどこか違う」と思うことが重要で、そこから必要な検査をオーダーしていく。プリオン病の診断を裏付けるもっとも簡便な方法が頭部MRI拡散強調画像であり、頭部MRI撮影をオーダーするときに拡散強調画像を追加するかどうかで診断は大きく異なってくる。もちろん拡散強調画像で特徴的な所見が見られないプリオン病の病型もあるため（MM2視床型、Gerstmann-Sträussler-Scheinker病）、そのことを念頭に置いて追加検査を進めていくとよいだろう[1]。

Q3 注意すべき臨床症状はありますか？

お答えします

プリオン病、とくに孤発性CJDの臨床診断基準にも入っている

臨床症状の項目として、進行性認知症以外にミオクローヌス、視覚異常または小脳症状、錐体路または錐体外路徴候、無動性無言があげられる（**表1**）。他には不眠などの精神症状、自律神経症状がある。変異型CJDでは初発症状として精神症状が半年前後先行する。患者が初診時から無動性無言を呈していることはまずないため（家族がいれば寝たきりになる前には病院に連れてきているだろう）、その他の症状に注目するとよいだろう。

表1　孤発性CJDの診断基準

Ⅰ. 従来から用いられている診断基準（Masters ら 1979, ほか）

A. 確実例（definite）
　　特徴的な病理所見、またはウェスタンブロット法や免疫染色法で脳に
　　異常プリオン蛋白を検出
B. ほぼ確実例（probable）
　1. 進行性認知症
　2. 次の4項目中2項目以上を満たす
　　　a. ミオクローヌス
　　　b. 視覚または小脳症状
　　　c. 錐体路または錐体外路徴候
　　　d. 無動性無言
　3. 脳波にて、周期性同期性放電（PSD）を認める
C. 疑い例（possible）
　　上記のBの1および2を満たすが、脳波上PSDがない場合

Ⅱ. 拡大診断基準（WHO 1998）

　上記の診断基準のCの疑い例（possible）に入る例で、脳波上PSDがなくても、脳脊髄液中に14-3-3蛋白が検出され、臨床経過が2年未満の場合、ほぼ確実例（probable）とする。

わたしはこうしています

　　進行性認知症以外に初発症状として患者や家族が訴えるものとして、物が歪んで見えたり、視野の一部が欠けていたりする視覚異常や、ふらつくという小脳失調症状があげられる。患者自身に自覚はなくとも神経学的検査で捉えられる場合があり、丁寧に所見をとらなくてはなら

ない。錐体路徴候や錐体外路徴候は神経学的検査を行わなければわからない。患者および家族が「ふるえ」や「けいれん」と称している症状が実はミオクローヌスのことがあり、詳細に不随意運動の観察を行う。不眠、うつなどの精神症状は孤発性CJDでも比較的早期から見られることが多いため、問診もこの点に留意して行うとよいだろう。他にMM2視床型では自律神経症状を呈することも覚えておくとよい。

Q4 治療はどのようにしますか？

お答えします

プリオン病には根本治療はない。基礎研究レベルで有効と思われる薬剤はあり、臨床研究されているものもあるが、ヒトにおけるエビデンスレベルの高い有効性はまだ証明されていない。したがって、対症療法が基本である。

わたしはこうしています

認知症患者が経口摂取不可能となった場合に胃瘻造設を行うかどうかについては議論のあるところであり、患者本人や家族の死生観なども考慮してよく相談の上個々に対応することになる。プリオン病においては、生検を行わない内視鏡検査そのものは孤発性CJDの場合は一般患者と同様の扱いで問題ない。変異型CJDの可能性がある場合、生検は2次感染の原因となりうるためプリオン病患者専用の内視鏡を用いるべきである。

Q5 病名告知はどのように行いますか？

お答えします

　プリオン病は根本治療がない致死的疾患である。したがって、その病名を告げるときには、本人（その時点でどの程度の認知機能を有しているかによる）、その家族に与える衝撃の大きさを予測して慎重に話を進めなければならない。治療は対症療法のみであること、後で述べる感染の問題、経過、予後などについて十分に説明し、その後の対応を行う。診断に迷いがあるときなどはプリオン病診断支援のための専門医が各都道府県にいるため、事前に相談あるいは紹介するほうがよいだろう。

わたしはこうしています

　遺伝性プリオン病では上記の事柄に加えて、「遺伝する可能性」についての説明も必要となる。血縁者に遺伝性プリオン病患者がいると判明した場合に、「自分も将来発症するかもしれない」という危惧を家族は抱く。遺伝子検査結果の告知は原則患者本人に行われるものであるが、認知症で患者本人の認知機能が障害されているような場合には家族にも説明を行うこともある。患者、家族には「知らないでいる権利」もあり、この結果の告知は必須ではないため遺伝子検査前に告知を望むかどうかを確認しておく。また本邦の遺伝性プリオン病の中には、P102LやE200Kのように比較的浸透率の高い変異もあれば、V180I、M232Rのように浸透率が極端に低い変異例も多い[2]。遺伝素因を有していても必ずしも発症するとは限らず、発症する可能性の低い変異もあることを踏まえて説明を行う。

Q6 家族や病棟スタッフへの注意事項としてどのようなものがありますか？

お答えします

プリオン病は、変性疾患であると同時に感染症である。したがって、その感染性には十分注意を払う必要がある。プリオン病患者の身体部位における感染性は均一ではなく、感染性の高い部位もあれば低い部位もある。変異型CJDでは血液や扁桃、消化管粘膜にも感染性を有するため、これらに接触する行為の際には注意しなければならないが、他のプリオン病では通常の診療や看護・介護では他の患者と同様の扱いで構わない。ただし、診断のために行う腰椎穿刺の際に、感染性を有する脳脊髄液の飛散、接触には十分注意しなければならず、穿刺部位に貼付した絆創膏を後日剥がして破棄する際にも取り扱いには注意する。またプリオン病患者が期せずして手術することになった場合、とくに脳外科手術など手術部位によってはかなり高い感染性を示すこともある。感染対策については、感染予防マニュアルがオンラインで入手可能であるため、熟読の上対策を立てられることが望ましい（http://prion.umin.jp/guideline/cjd_2008all.pdf）。

わたしはこうしています

原因不明の認知症患者に脳脊髄手術などを行って、後でその疾患がプリオン病と判明した場合には、医療従事者だけでなく、その後同じ手術室で手術を受けた他の患者にも2次感染のリスクが及ぶことになる。認知症の診断においては、その認知症がtreatableかどうかの診断はもちろんではあるが、プリオン病やhuman immunodeficiency virus（HIV）脳症をはじめとする感染症による認知症については公衆衛生的側面から2次感染予防という面でも非常に重要な役割を担っていることを認識しておくべきであろう。

参考文献

1) Hamaguchi T, Kitamoto T, Sato T, et al. : Clinical diagnosis of MM2-type sporadic Creutzfeldt-Jakob disease. Neurology, 64 : 643-648, 2005.
2) Nozaki I, Hamaguchi T, Sanjo N, et al. : Prospective 10-year surveillance of human prion diseases in Japan. Brain, 133 : 3043-3057, 2010.
3) Parchi P, Giese A, Capellari S, et al. : Classification of sporadic Creutzfeldt-Jakob disease based on molecular and phenotypic analysis of 300 subjects. Ann Neurol, 46: 224-233, 1999.

CASE 22
交通事故後に、前頭葉機能障害と記憶障害を中心とした進行性知能低下を呈した症例

【症　例】23歳、男性

【主　訴】
　交通事故後の認知症

【生活歴】
　母子手帳によると出産・発育は正常。精神発達遅滞はなく普通高校に進学し、成績は中等度。16歳時の交通事故（骨折のみで後遺症はなし）などにより出席日数が足らずに高校中退。その後ガソリンスタンドの店員として勤務。機会飲酒、喫煙数本／日。

【家族歴】
　遺伝性疾患を認めない。

【既往歴】
　事故前には認知・精神機能の異常を認めない。

【現病歴】
　オートバイ乗車中に乗用車と正面衝突し、3m上方に飛ばされた後にコンクリート面に落下。事故後30分で当院に救急搬送。

【現　症】
　入院時、高度意識障害（Glasgow Coma Scale：E1VTM1, Japan Coma Scale：Ⅲ-300）、頬骨骨折、右股関節脱臼を認めた。脳CTでは右前頭葉に点状出血、左シルビウス裂に外傷性くも膜下出血を、受傷5日後の脳MRI T2強調画像（**図1**）では前頭部硬膜下腔の拡大と左前脳基底部の高信号域を、さらには両側前頭葉・側頭葉白質と脳梁に小出血を示唆する極めて多数の点状低信号域を認めた。Mayo Classification for Traumatic Brain Injury Severity[1]（**表1**）にて中等度〜重度外傷性脳損傷と診断。

【経過】

　1週間で意識レベルはE4V5M6に改善したが、受傷1ヵ月後に施行した改訂長谷川式簡易知能評価スケール（HDS-R）では20/30点とすでに得点が低下していた。さらに後日施行されたWechsler Adult Intelligence Scale-Revised（WAIS-R：IQが平均100・標準偏差15に標準化された知能検査）では言語性IQ 56、動作性IQ46以下、三宅式記銘力検査（有関係・無関係各々10対語の記銘）では有関係対語9/10、無関係対語1/10、Wisconsin Card Sorting Test（WCST：前頭葉機能検査）では達成カテゴリー数（正解セット数）3/6といずれも中等度～高度に低下しており、前頭葉機能障害と記憶障害を中心とした全般性知能低下が認められた。

　受傷1年後、復職を目指して専門学校に入学したが、この頃から学校への道順や洋服の前後がわからないなどの視空間認知障害、および、脱抑制・易怒性などの行動感情障害が加わった。同年の脳MRIでは主に白質萎縮に起因する全般的脳萎縮と脳室拡大が認められた（図2）。

　受傷5年後、HDS-Rは12/30点に低下し、思考緩慢、理解障害、吃、反復言語、発話減少、保続、無表情、脱抑制、動作緩慢、前傾歩行、尿失禁などの症状が顕著となった。同時期の脳MRIでは、皮質・白質ともにさらに萎縮が進行（図3）。受傷6年後には意思疎通が不可能となるとともに両親に対する乱暴行為が出現、両便失禁も加わり精神科に措置入院。各種抗精神病薬による治療も効果なく、その後に施設入所となった。脳CTでは側脳室体部の進行性拡大を認めた（図4）。入院中に施行したハンチントン病遺伝子検査は陰性であった。

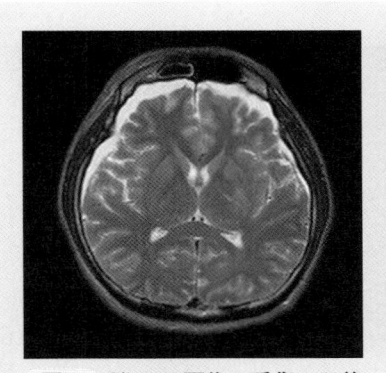

図1　脳MRI画像：受傷5日後

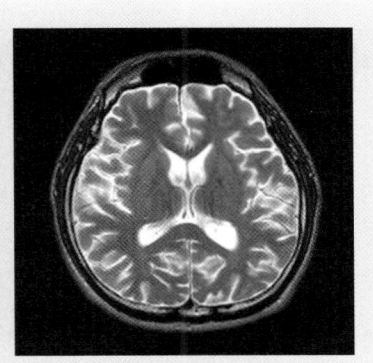

図2　脳MRI画像：受傷1年後

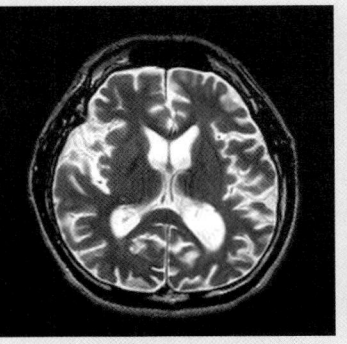

図3　脳MRI画像：受傷5年後

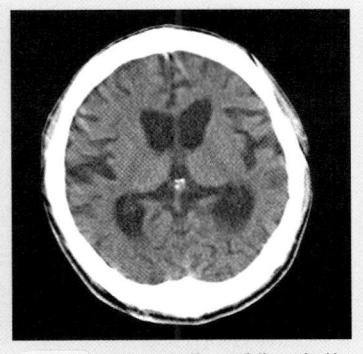

図4　脳CT画像：受傷6年後

Q1 この症例の診断をどのように考えますか？

1. 若年性アルツハイマー病
2. 前頭側頭葉型認知症
3. びまん性軸索損傷
4. 廃用性症候群
5. 外傷後正常圧水頭症

お答えします

　本例では慢性進行性認知機能低下を呈した点から変性性疾患との鑑別が必要となる。2回目の交通事故までは学業や仕事に支障となるような認知障害はなく、事故前に発症した形跡はない。一方、交通事故後の1週間にわたる意識障害が改善した後に全般性認知障害を生じていることが判明し、事故を契機に認知症が発症したことは明らかである。さらに、本例における認知障害が前頭葉機能、注意、記憶、視空間認知などの多岐領域を全般的に含む点は、初期にエピソード記憶障害に特化することの多いアルツハイマー病や、行動・感情・言語障害が主体でエピソード記憶や視空間障害が保たれる前頭側頭型認知症の疾患特異性とは大きく異なる。その他、進行性核上性麻痺、大脳皮質基底核変性症、レビー小体型認知症とは発症年齢、臨床症状ともに異なる。これらの点から本例が変性性疾患を有する可能性は低いと考えられよう。また、本例は23歳と若年であり、低年齢層で発症することが多い遺伝性認知症疾患の可能性も考慮すべきである。しかし、本例は何らの遺伝性疾患の家族歴を欠くことからこれらの疾患の可能性も低いと考えられる。この年齢層で発症することのあるハンチントン病も遺伝学的に否定された。また、本人の意思で専門学校に入学し、就学に努力したものの症状が進行性に悪化したことから、廃用性症候群の可能性も低いであろう。他方、脳画像で脳室の拡大が認められるが、脳MRI冠状断（未提示）にて大脳穹窿

面の頭蓋骨への圧迫がないことから、この所見は正常圧水頭症ではなく脳萎縮を反映するものである。これらの経過と画像所見から、認知症の原因として③びまん性軸索損傷の可能性がもっとも高いと考えられる。

Q2 びまん性軸索損傷とは何ですか？

お答えします

びまん性軸索損傷（diffuse axonal injury：DAI）は外傷性脳損傷の中で高頻度に観察される、事故などの際に脳実質が強く揺すぶられた時に、脳全体に加わった回転加速度から生じた剪断力によって、灰白質と白質の神経軸索（axon）の連絡がびまん性に損傷され、さらには髄鞘損傷が加わり各種の認知障害が出現する状態を指す。外傷によりとくに損傷を受けやすい構造は、脳梁のような半球間交連線維、上・下縦束、弓状束を含む半球内連合線維、および脳幹・大脳間の放射線維などである。病理学的には軸索の蛇行、髄鞘の膨化・腫脹が急性期にみられ、その後、それらは貪食されて消失し、びまん性の脳萎縮が生じる[2]。

Q3 びまん性軸索損傷ではどのような症状がみられますか？

お答えします

急性期の意識障害と慢性期における進行性の全般性認知障害と人格・性格変化、および、身体症状が主症状である。外傷直後に半昏睡

〜昏睡（Japan Coma Scale 100〜300）に至る症例はびまん性軸索変性（中等度・高度TBI[1]）と診断され，そのうち，6時間以内に覚醒するものを脳震盪（軽度TBI[1]）という．重度のびまん性軸索損傷の場合，90％の症例は意識障害から覚醒しないで死に至る．辛うじて覚醒した症例でも各種の重篤な認知・人格・感情障害を残す．脳損傷が全般性であることを反映し，認知障害も全般性であることが多く，全般性注意障害，実行機能障害，脱抑制，発動性低下などの前頭葉機能障害，記銘・記憶障害，視空間認知・構成障害などがほぼ同時期に，または相前後して出現する．局所脳損傷による単独の失語，失行，失認などの頻度は低い[3]．急性期の重症度はMayo Classification System for Traumatic Brain Injury Severity[1]（表1）などを用いて総合的に判定される．

　人格・感情面の変化としては，感情易変動性，易怒性，攻撃性，不機嫌，わがまま，暴言・暴力，脱抑制，羞恥心欠如，反社会的行動，多弁，幼稚性，自発性低下などが多く，本例のように発症からの経過時間に従って多彩に出現する．一般に，若年者では攻撃性・脱抑制が目立ち，高齢者では自発性低下が前面に出やすい．また，認知障害よりもむしろ人格・感情障害が社会復帰を妨げる最大の要因になることは本例が示す通りである．

　頻度の高い身体症状としては，錐体路・錐体外路のびまん性障害を反映した痙性四肢麻痺や筋強剛を伴ったパーキンソン症候群，脳幹・小脳の損傷を反映した小脳性運動失調症，および，脳神経障害（嗅神経，視神経，動眼神経・滑車神経・外転神経）などである．局所脳損傷に合併しやすい遅発性けいれんはほとんど見られない．本例は，認知症状（前頭葉機能・記憶・視空間認知の障害），精神症状（脱抑制・易怒性・乱暴行為など）をほぼ同時に，遅れてパーキンソン症候群（無表情，動作緩慢，前傾歩行，振戦など）を呈した点から，臨床的には典型的なびまん性軸索損傷と思われる．

表1 Mayo Classification for TBI Severity

A. Definite（中等度・高度）TBI：
次の1項目以上を満たす
1. TBIにて死亡
2. 30分以上の意識障害
3. 24時間以上の外傷後前向性健忘
4. 初期24時間の最低GCS<13
5. 以下の1項目以上
　　脳内血腫
　　硬膜下血腫
　　硬膜外血腫
　　脳挫傷
　　出血性脳挫傷
　　貫通性外傷
　　くも膜下出血
　　脳幹損傷

B. Probable（軽度）TBI：
Aが該当せず，以下の1項目以上を満たす
1. 30分以内の意識障害
2. 24時間以内の外傷後前向性健忘
3. 硬膜が保持された陥没・線状骨折

C. Possible（症候性）TBI：
A・Bが該当せず，以下の1項目以上を満たす
　　視野のぼやけ
　　精神的混乱
　　ぼーっとした感じ
　　めまい
　　局所神経症状
　　頭痛
　　嘔気

TBI : traumatic brain injury

Q4 びまん性軸索損傷はどのような経過をたどりますか？

お答えします

　意識障害は次第に改善するが、数週間〜数ヵ月要する場合がある。急性期を脱して意識障害が軽快すると上記の認知・人格・感情・行動障害が臨床症状の前面に浮上する。また、経過とともに症状の内容が順次変化することもある。一般的には、長期間の経過中に出現した症状が後遺症としてそのまま固定することもあるが、良好な経過をたどる場合には90％の症例において受傷後6ヵ月以内に軽快する[4]。一方、一部の症例では亜急性期の症状が遷延〜悪化する場合があることが知られており、本例でも認知障害が数年の経過で順次進行した点が特異的である。症状が慢性的に悪化する機序は未だ明らかにされていない。急性期の軸

索損傷程度が極めて高度であるが死には至らないような重篤な DAI の場合には、継時的に軸索・髄鞘変性（Waller 変性）が非可逆性に進行する可能性、外傷が脳内アミロイド沈着・アミロイドアンギオパチーなどのアルツハイマー病関連病理の発生を促進し認知障害を緩徐に悪化させる可能性[5]、ないしは、潜在的に何らかの要因（Apoε4 遺伝型など）を有しており外傷が変性性認知症の早期発症の誘因となった可能性[5] などが考えられる。しかし、病理学的検討がなされない限りいずれも推測の域は出ない。

Q5 びまん性軸索損傷の画像上の特徴は何ですか？[6]

お答えします

脳 CT では一見正常である場合でも、MRI T2 強調画像上で白質断裂に伴う脳内の点状出血（組織断裂出血）が見られることが多い。小出血を伴う場合は伴わない場合よりも白質損傷がより広範・高度であり、認知障害が高度で予後も悪い。白質損傷は傍矢状部白質、脳梁、脳弓、基底核、視床、内包、脳幹などに好発し、初期の変化はとくに diffusion tensor imaging にて明らかに描出可能である。白質の正常性を反映する fractional aniosotropy（FA）値の低下範囲とその程度は、注意・実行機能障害・記憶などすべての認知機能低下に相関し[7]、とくに脳弓の FA 低値は記憶障害と相関する[6]。一方、脳室出血や迂回槽出血も高率にみられる所見である。同時に、脳挫傷や硬膜下血腫などの局在性脳損傷が合併していることもある。受傷後 1〜数ヵ月経過すると急速に全般性脳萎縮が進行する。萎縮は大脳だけではなく、脳幹・小脳に及ぶ。脳萎縮は白質変性によるものが主体であるが、神経連絡のある大脳皮質も二次性の萎縮を呈する。

> **!ここに注意! ピットホール**
>
> 「外傷性認知症」は独立した疾患単位ではなく、一般に脳外傷後に生じる認知症を総称したものである。この中には、脳外傷（びまん性軸索損傷、広汎脳挫傷、急性硬膜下血腫などによる二次性びまん性脳損傷）、低酸素脳症、蘇生後脳症、一酸化炭素中毒などが含まれる。65歳未満発症の若年性認知症の原因は、アルツハイマー病（22.3％）、血管性認知症（15.9％）、前頭側頭型認知症（9.7％）、アルコール関連認知症（9.4％）などであるが、外傷性認知症はその3.8％を占める[8]。

参考文献

1) Malec JF, Brown AW, Leibson CL, et al. : The mayo classification system for traumatic brain injury severity. J Neurotrauma, 24 : 1417-1424, 2007.
2) Jennett B, Snoek J, Bond MR, et al. : Disability after severe head injury : Observations on the use of the Glasgow outcome scale. J Neurol Neurosurg Psychiatry, 44 : 285-293, 1981.
3) 益澤秀明：脳外傷による高次脳機能障害―その特徴と見逃されやすいポイント. 脳と神経, 55 : 933-945, 2003.
4) Lowenstein D : Traumatic brain injury : a glimps of order among the chaos? Ann Neurol, 66 : A7-8, 2009.
5) Bigler ED : Distinguished Neuropsychologist Award Lecture 1999. The lesion(s) in traumatic brain injury : implications for clinical neuropsychology. Arch Clin Neuropsychol, 16 : 95-131, 2001.
6) Kinnunen KM, Greenwood R, Powell JH, et al. : White matter damage and cognitive impairment after traumatic brain injury. Brain, 134(2) : 449-463, 2010.
7) Kraus MF, Susmaras T, Caughlin BP, et al. : White matter integrity and cognition in chronic traumatic brain injury : a diffusion tensor imaging study. Brain, 130 : 2508-2519, 2007.
8) Picard C, Pasquier F, Martinaud O, et al. : Early Onset Dementia : Characteristics in a Large Cohort From Academic Memory Clinics. Alzheimer Dis Assoc Disord, 2010 [Epub ahead of print].

CASE ㉓ 連続飲酒後に急性に認知症症状が出現した症例

- 【症例】65歳、男性
- 【主訴】
  (本人)「‥‥」
  (家族、主治医) 落ち着かない、もの忘れ
- 【既往歴】
  アルコール性肝障害で入院歴がある。
- 【現病歴】
  40代より大量飲酒が出現し、二日酔いで仕事を休んだり、職場で酒臭を指摘されることが頻回となった。63歳で定年後、食事もとらず飲酒し続けるようになった。しかし日常生活上とくにもの忘れもなく、金銭管理なども可能であった。65歳時に肝機能障害と脱水のため入院となり、入院2日後から著しい離脱せん妄が出現した。せん妄は数日で改善したが、1ヵ月経過しても日常生活上の健忘が著しく、失見当識が残存した。

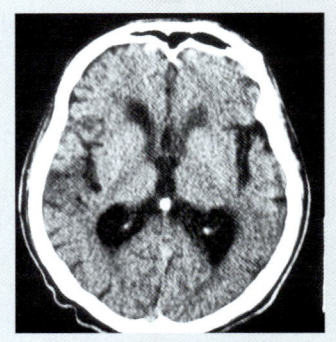

図1 症例のCT画像

- 【所見】
  るいそう著明で軽度黄疸を認め、神経学的には眼球運動障害、体幹失調を認め座位保持困難であった。多弁、多幸的で思路はまとまらず、「ここはハワイで波乗りをしている」といった空想的な作話を訴えた。

- 【検査所見】
  入院時の血中ビタミンB1（サイアミン）値は正常値より低く、さらに血液検査上、肝障害、軽度の貧血および栄養障害を認めた。頭部CTでは両側前頭葉を中心とするびまん性の脳萎縮、脳室拡大、脳室周辺の虚血性病変を認めた。Mini-Mental State Examination（MMSE）は12

点であった。

【経　過】
　半年ほどの経過で自発的な作話は徐々に減少し、多幸的ではあるものの、多動ではなくむしろ好褥的になった。しかし失見当、日常生活上の健忘は残存した。一方神経学的には軽度失調歩行、眼振を認めるが、歩行は可能になった。

Q1 もっとも考えられる診断は？

お答えします

　ウェルニッケ-コルサコフ症候群の症例である。ウェルニッケ脳症は、アルコール依存症に伴うビタミンB1（サイアミン）の欠乏を原因とし、乳頭体、視床内側、中脳水道周囲、橋被蓋、延髄被蓋に小出血を引き起こす。本症例で認めた眼球運動障害、体幹失調はウェルニッケ脳症に特徴的な症状である。アルコール性認知症はウェルニッケ脳症後のコルサコフ症候群で出現する健忘や作話だけでなく、認知症ないしは重篤な全般的認知障害を示すものである。鑑別としてはアルツハイマー型認知症があり、鑑別ポイントを表1にまとめる。一方、臨床的立場からはアルコール毒性による原発性アルコール性認知症も少数ながら存在する可能性が示唆されている。原発性アルコール性認知症は慢性発症で、認知障害としては前頭葉機能障害を主とし、断酒により回復がみられることを特徴とする。

わたしはこうしています

　アルコール性認知症とコルサコフ症候群の認知障害の違いはアルコール性認知症の病巣がより重篤かつ広範囲に及ぶことによると考えられるが、それに関するエビデンスは乏しい現状である。

表1　アルコール性認知症とアルツハイマー型認知症の鑑別点

	好発年齢	アルコール過剰飲酒	作話	失語	発症様式	経過	病理
アルコール性認知症	より若年	先行	多い	基本的になし	急性	動揺、改善	出血性壊死性病変
アルツハイマー型認知症	より高齢	病気とともに多飲	少ない	しばしば伴う	慢性	緩徐進行	老人斑、神経原線維変化

Q2 患者の様子をみて はじめに何を確認しますか？

お答えします

ウェルニッケ脳症の臨床上の主症状は、意識障害、眼球運動障害、運動失調である。コルサコフ症候群はウェルニッケ脳症後に半数程度の症例で生じ、回復の程度が乏しく、予後は不良である。臨床症状としては前向健忘と逆向健忘、失見当識および作話があげられる。アルコール性認知症はウェルニッケ-コルサコフ症候群で出現する健忘と作話だけでなく、認知症ないしは重篤な全般的認知障害を示すものである。神経心理学的テスト上、コルサコフ症候群ではWAISの総IQは85以上であるにもかかわらず、記憶の検査（三宅式などの遅延再生を問う課題）では成績が不良となる。一方でアルコール性認知症はWAISの総IQが70以下になる。

わたしはこうしています

ウェルニッケ脳症後、半年程度はとくに若年者において、認知機能の改善の可能性があり、とくに注意障害が著明な場合（順唱が3～4桁しかできない）回復の見込みが高い。またコルサコフ症候群の亜急性期にはしばしば作話が出現するが、多くは1年程度の経過で消退する。作話には自発作話と当惑作話とがあり、前者は空想的な内容で聞かなくても自分から述べるのに対し、後者は問診場面で出現するものである。当惑作話を誘発しやすい質問としては、「わたしとどこかで会ったことがありますか」「昨日は何をしていましたか」などを尋ねてみる。

Q3 どのような処方をしますか？

お答えします

ウェルニッケ脳症の急性期にはサイアミンの点滴投与を行う。また夜間せん妄、介護抵抗、徘徊などの行動障害に対してリスペリドン、ハロペリドールなどの抗精神病薬を使用するが、保険外適応であり、家族への十分な説明が必要である。

わたしはこうしています

サイアミンは保険適応上の問題もあり、食事が取れていれば2週間ほどで中止する。

！ここに注意！ ピットホール

アルコール依存症では、肝障害を伴うことが多いが、とくに高アンモニア血症など肝性脳症を合併する場合、ベンゾジアゼピンの投与により脳症が増悪する。そのため肝性脳症を認める場合、ベンゾジアゼピン系薬剤はなるべく使用しないほうがよい。

Q4 このあと検査をどう進めますか？

お答えします

ウェルニッケ脳症では、MRIのT2強調画像、FLAIR画像、拡散強調画像にて乳頭体、第三および第四脳室周囲、中脳水道周囲、視床内側部などに明瞭な高信号域が左右対称性に出現する。しかしMRIで異常を捉えることができるのは半数にすぎない。

> **！ここに注意！ ピットホール**
> アルコール依存症では画像上で前頭葉の萎縮や深部白室の虚血病変をしばしば認める。しかし、前者については病理学的にはアルツハイマー型認知症で認められるような神経細胞の脱落ではなく、断酒により若干の改善がみられるため、「萎縮」ではなく「収縮」という表現をとる立場もある。

Q5 家族や病棟スタッフへの注意事項はどういったものがありますか？

お答えします

入院治療においては、アルコール性認知症では、アルツハイマー型認知症に比べ状況認知が良好な一方、もともとの性格偏奇を伴う患者さんも多く、易刺激性のため他の患者さんと病棟内でトラブルになることもしばしばある。ただしアルコール性認知症の患者さんの飲酒予後は悪くはなく、自宅療養し断酒を継続しながら留守番程度は可能な症例も少なくない。

Q6 病名告知についてどのように説明を行いますか？

お答えします

通常、病名を含め、つつみかくさず病態や予後についての説明を行うが、本人は記憶障害のため、聞いたことを忘れてしまう場合がほ

とんどである。家族には、アルツハイマー型認知症ではないこと、予後の上では断酒の継続が重要であることなどを説明する。

わたしはこうしています

書類上アルコール性認知症という病名により施設入所を断られることがあり、家族と相談のうえ、単に認知症という診断名を使用することがある。しかし老人施設では甘酒がでたりする場合もあるため、アルコールの問題があるという旨は伝える必要がある。そこで書類上認知症およびアルコール乱用とする場合がある。

参考文献

1) 船山道隆, 加藤元一郎：アルコール多飲と若年性認知症をどう診分けるか. 精神科治療学, 25：1311-1317, 2010.
2) 加藤元一郎：アルコール性痴呆. 日本アルコール精神医学雑誌, 5：15-24, 1998.
3) 三村　將, 森山　泰：Wernicke Korsakoff症候群慢性期の病態と対応. 日本アルコール精神医学雑誌, 9：25-31, 2002.

索　引

あ

アセチルコリンエステラーゼ阻害薬 …70
アセチルコリン補充療法 …………**39**
アパシー ……………………50, 125
アマンタジン ………………………96
アミロイドアンギオパチー ………214
アミロイドカスケード仮説 …………19
アミロイドβ蛋白 ……………199, 200
アミロイドワクチン療法 …………23
アリセプト …………………………60
アルツハイマー型認知症 ……27, 50, 103
　――，早期発症型 ………………28
　――，晩期発症型 ………………37
アルツハイマー病（Alzheimer's disease : AD）………………127, **198, 199**, 210

い

医原性CJD ………………………199
医師―患者関係 ……………………52
遺伝子検査 ……………………178, **180**
　――，小児発症例の場合 ………181
　――，発症者の場合 ……………181
　――，未発症者の遺伝子検査 …181
遺伝性プリオン病 ………………**199**, 204
易怒性 ……………………………119, 123
意味記憶障害 ……………………152
意味性認知症（semantic dementia : SD）
　……………………………………149
意欲減退 …………………………176
意欲障害 ………………………16, 50
意欲（の）低下 ………………5, 133, 180
胃瘻造設 …………………………203

う

ウィスコンシンカード分類検査
（Wisconsin Card Sorting Test : WCST）
　……………………………………208
ウェクスラー記憶検査（WMS-R）…7, 29
ウェクスラー成人知能検査（WAIS-R）
　……………………………………208
ウェルニッケ-コルサコフ症候群 ……**218**
ウェルニッケ脳症 …………………219
うつ ………………………………**180**
うつ病 ……………………………58, 125
　――，誤診 ………………………28
運動ニューロン疾患 ………………142

え

LPシャント ………………………193, **194**
MIBG心筋シンチグラフィー ……69, 83

か

開脚歩行 …………………………191
介護者の休養 ……………………55
介護認定 …………………………22
介護保険 ………………………22, 54
外傷性認知症 ……………………215
外側眼窩前頭葉投射系 ……………**126**
改訂長谷川式簡易知能評価スケール
（HDS-R）………110, 115, 123, 208

海馬 …………………………………18
拡散強調画像 ………………………**198**
仮性認知症 …………………………17
家庭内暴力問題 ……………………180
ガランタミン ………………51, **77**, 94
感情障害 ……………………………145
感情の易変性 ………………………118
緩徐進行性 …………………………50
漢方薬 ………………………54, 119
ガンマセクレターゼモデュレーター
　………………………………………23

き

記憶障害 ………………………5, 102, 212
危険因子 ……………………………120
気脳撮影（PEG）…………………145
記銘障害 ……………………………212
強迫的言動 …………………………144
筋萎縮 ………………………………141
筋萎縮性側索硬化症 …………142, 143
筋固縮 ………………………………103

く

クエチアピン ………………60, 71, 84, 96
くも膜下出血 …………………109, 112
グラスゴー・コーマ・スケール（Glasgow Coma Scale）…………………207
クロイツフェルト・ヤコブ病（Creutzfeldt-Jakob disease：CJD）………127, 198
クロチアゼパム ……………………96

け

ケア …………………………………53
軽度認知障害（Mild Cognitive Impairment：MCI）………………3, 20, 58, 127
──，血管性 MCI（VCI：vascular cognitive impairment）…………127
頸部ジストニア ……………………161
血管性危険因子 ……………………130
血管性認知症（vascular dementia：VaD）
　……………………………**90**, **112**, 194
幻覚 ……………………………80, 81, 83
言語障害 ……………………………145
幻視 ………………58, 67, 76, 80, 81, 86

こ

抗 NAE 抗体 ………………………**200**
抗 α-エノラーゼ N 末抗体（抗 NAE 抗体）
　……………………………………**199**
高位円蓋部 …………………………187
高位円蓋部の脳溝・くも膜下腔狭小化
　……………………………………**192**
抗凝固薬 ……………………………120
高血圧 ………………………12, 103, 122
抗血小板薬 …………………………120
抗甲状腺抗体価 ……………………**198**
高脂血症 ……………………………12
咬唇 …………………………………179
構成障害 ……………………………212
抗精神病薬 …………………………119
──に対する過感受性 ……………67
咬舌 …………………………………179
抗てんかん薬 ………………54, 119
行動障害 ………………………144, 145
行動評価尺度 ………………………91, **92**
高度障害、生命保険 ………………34
抗認知症薬 …………………………120
後部帯状回の血流低下 ……………29

硬膜移植後 CJD ……………………199
小刻み歩行 ………………………191
語義失語 …………………………150
こだわり行動 ……………………144
コドン 129 多型 ……………199, **200**
孤発性 CJD ………………**199**, 203
　──の臨床診断基準 ……………**201**
コリンエステラーゼ阻害薬
　……………………51, 78, 83, 85
コルサコフ症候群 ………………219
混合型認知症 ………………**91**, 121

さ

細血管病変に伴う認知症 …………112

し

視覚認知障害 ………………………68
時間の見当識障害 ……………………5
視空間認知障害 ……………………212
軸索・髄鞘変性 ……………………214
思考緩慢 ……………………**191**, 195
自殺企図 …………………………**180**
歯状核赤核淡蒼球ルイ体萎縮症
　（DRPLA）……………………179
肢節運動失行 ……………………168
実行（遂行）機能 …………………**125**
実行機能障害 ……………………123
失行症状 ……………………168, 169
疾病理解 ……………………………52
自動車運転 …………………………31
自発性欠如 ………………………176
社会的不利益 ……………………183
若年性（早発性）アルツハイマー型認知症
　………………………………19

若年性認知症 ……………………135
ジャパン・コーマ・スケール（Japan Coma Scale）…………………………207
周期性同期性放電（periodic synchronous discharge：PSD）………**199**
周辺症状 ……………………**95**, 97, 98
出血性認知症 ……………………**112**
出生前診断 ………………………181
障害者自立支援法 …………………22
障害年金 ………………………22, 34
消化器症状 …………………………51
小血管性認知症（small-vessel dementia）
　………………………………129
常染色体優性遺伝 ………………178
情緒面の安定 ………………………55
常同・強迫行動 ……………………133
常同行動 ……………138, 144, 149, 155
小舞踏病（シデナム舞踏病）………179
食行動異常 …………………138, 155
自律神経症状 ………………**202**, 203
シルビウス裂 ………………187, **192**
人格・感情障害 ……………………212
人格変化 …………………………145
心筋シンチグラフィー ………………82
神経軸索（axon）…………………211
神経心理検査 ………………………68
神経フェリチノパチー（neuroferritinopathy）
　………………………………179
神経有棘赤血球症（neuroacanthocytosis）
　………………………………179
進行性核上性麻痺（progressive supranuclear palsy：PSP）………159, 194, 210
進行性の認知機能障害 ……………67
進行性非流暢性失語（progressive non-

fluent aphasia：PA）············150, **198**
浸透率 ···································182
心理社会的療法 ·························53

す

髄液シャント手術 ···············187, 188
髄液排除試験 ····················187, **190**
髄鞘損傷 ································211
垂直性眼球運動障害 ··················161
睡眠障害 ·································58
すくみ足 ·······························195
すり足歩行 ····························191

せ

性格変化 ··································5
生活障害 ································50
正常圧水頭症 ··························211
精神運動緩慢 ··························180
精神障害者福祉手帳 ···················22
脊髄小脳変性症 ······················179
脊髄性進行性筋萎縮症 ···············146
セロトニン再取り込み阻害薬（SSRI）
 ··184
線維束性収縮 ·························141
前頭側頭型認知症（frontotemporal
 dementia：FTD）······127, 142, 150, 210
前頭側頭葉障害 ······················142
前頭側頭葉変性症（frontotemporal lobar
 degeneration：FTLD） ······150, 198
前頭葉線条体投射系 ··············**125**
前頭葉背外側前頭前野 ············**125**
前頭葉-皮質下性認知症（fronto-subcor-
 tical dementia）··················178
前頭葉連合野 ························178

前部帯状回投射系 ····················**126**
せん妄 ··································**41**

そ

総タウ蛋白 ····················**199, 200**
相貌同定障害 ························152
側脳室 ································102

た

耐糖能異常 ·······························12
大脳皮質基底核変性症（corticobasal
 degeneration：CBD）
 ·····················159, 194, 198, 210
タウオパチー ··················169, 171
多系統萎縮症（multiple system atrophy：
 MSA）······························194
立ち去り行動 ························134
タップテスト ···········187, 189, **190**
脱抑制 ···························123, 180
他人の手徴候 ························168
多発梗塞性認知症（multi-infarct dementia）
 ···································104, 129

ち

チアプリド ··················95, 96, 130
知的機能検査 ·····················91, **92**
注意力障害 ·····················**191**, 195
中核症状 ······························120
治療可能な認知症 ············112, **188**
治療可能な歩行障害 ················189

て

デイケア ································54
点状出血 ······························214

と

統合失調症 …………………………180
（頭部）CT 検査……………………50, 58, 68
（頭部）MRI 拡散強調画像 …………**201**
（頭部）MRI 検査 ……………………8, 68
時計描画テスト（Clock Drawing Test）
　………………………………………**123**
特発性正常圧水頭症（idiopathic normal pressure hydrocephalus：iNPH）
　………………………………187, **188**, 189
ドネペジル
　…12, 20, 30, 51, 59, 70, 78, 94, 120, 130
トラドゾン ……………………………137

な

内服管理 ………………………………55

に

二次予防 ………………………………120
ニセルゴリン …………………………96, 130
ニューロン・グリア疾患 ……………169
尿失禁 …………………………………188, **191**
認知機能障害 …………………………102
認知機能の動揺 ………………………67
認知症 …………………………………175, **191**
認知障害 ………………………………188
認知症診断 ……………………………63
（認知症に伴う）行動・心理学的症状
　（Behavioral and Psychological Symptoms of Dementia：BPSD）
　………………18, 30, 51, 60, 69, 70, 102
認知症を伴うパーキンソン病（Parkinson's disease with dementia：PDD）………
　………………………………76, 80, 194

の

脳 FDG-PET 検査………………………69
脳血管障害を伴うアルツハイマー型認知症
　………………………………………121
脳（血流）SPECT ……8, 30, 68, 104, 121
脳室拡大 ………………………………192
脳室腹腔シャント ……………………**194**
脳出血 …………………………………112
脳震盪 …………………………………212
脳脊髄液検査 …………………………199, **200**
脳脊髄液（CSF）バイオマーカー ……9
脳内アミロイド沈着 …………………214
脳波検査 ………………………………199

は

パーキンソニズム ……………………67
パーキンソン症候群 …………………82
パーキンソン病 ………………………76, 80
灰白質 …………………………………211
廃用性症候群 …………………………210
白質 ……………………………………211
橋本脳症 ………………………………**198**
話の理解困難 …………………………5
ハロペリドール ………………………183
バルプロ酸 ……………………31, 107, 119, 184
半球間裂 ………………………………187
半側空間無視 …………………………167, 168
ハンチントン病 ………………………178, 210
　──，うつ症状 ……………………184
　──，精神症状 ……………………183
　──，認知機能障害 ………………183
　──の暴力 …………………………184

ひ

皮質下虚血性血管性認知症（subcortical ischemic vascular impairment）……129
皮質下構造 …………………………178
皮質下性認知症（subcortical dementia）………………117, 178, 191, **194**
皮質下性（前頭葉―皮質下性）認知症…180
皮質基底核変性症（corticobasal degeneration：CBD）…………………167
尾状核萎縮 ……………………177, 178
非定型抗精神病薬 …………71, 107, 183
肥満 …………………………………12
びまん性軸索損傷 …………………211
非薬物的対応 ………………………105
非薬物療法 …………………………119
表現促進現象 …………………179, **181**
病名告知 ………………………32, 52, 63
非流暢性失語 …………………167, 168
ビンスワンガー型白質脳症…………**126**
頻尿 …………………………………191

ふ

VPシャント ……………………193, **194**
福祉サービス ………………………54
不随意運動 ……………………175, 176
舞踏運動 ………………………175, 177
舞踏運動を抑制する効果 …………183
プリオン蛋白遺伝子検査………**199**, **200**
プリオン病 ……**198**, **199**, 203, 204, 205
フルボキサミン ……………………137
プロテアーゼ抵抗性プリオン蛋白 …200

へ

変異型CJD ……………**199**, 202, 203, 205
ベンダー・ゲシュタルトテスト ……69

ほ

歩行障害 …………………103, 188, **191**

ま

マックレオド（McLeod）症候群 ……179
慢性硬膜下血腫 ……………………112

み

ミオクローヌス …………………**202**, 203
三宅式記銘力検査 …………………208
ミニメンタルステート検査（Mini-Mental State Examination：MMSE）………17

む

無感動 ………………………………180
無気力 ………………………………180
無言無動状態 ………………………182
無動 …………………………………195
無動性無言 ………………………**202**
無頓着 ………………………………122

め

メマンチン ……………………51, **77**, 94

も

もの盗られ妄想 ……………………50
もの忘れ ……………………………16

や
夜間せん妄 ……………………………41
薬剤性舞踏運動 ………………………179
薬物治療 ………………………………183
薬物療法 ………………………………119

ゆ
有棘赤血球舞踏病（chorea-acanthocytosis）
　……………………………………179
優性遺伝 ………………………………182
ユビキチン陽性 ………………………146

よ
腰椎穿刺後髄液漏 ……………………190
腰部くも膜下腔腹腔シャント ………**194**
抑うつ気分 ……………………………16
抑肝散 ……60, 71, 83, 106, 107, 119, 137

ら
ラメルテオン ………………………95, 96

り
リスペリドン …………………………96
リバスチグミン …………………51, **77**
リハビリテーション療法 ……………173
リン酸化タウ蛋白 ……………199, 200
臨床診断基準 …………………………113

る
類音的錯読 ……………………………151

れ
レビー小体型認知症（dementia with Lewy bodies : DLB）
　……………58, 67, 76, 127, 194, 210
　――の診断基準 ……………………81
レボドパ …………………………71, 76
レム（REM）睡眠行動障害 ………58, 67

ろ
老人性舞踏病 …………………………179

【編著者紹介】

小阪 憲司（こさか けんじ）

メディカルケアコートクリニック院長・横浜市立大学名誉教授

金沢大学医学部卒。横浜市立大学医学部精神医学講座教授、聖マリアンナ医学研究所所長、横浜ほうゆう病院院長などを経て、現在に至る。
専門は認知症の臨床と脳病理の研究。1976年以降の一連の報告の中で「レビー小体型認知症」を発見した。
日本老年精神医学会・神経精神医学会・認知症学会・神経病理学会名誉会員、レビー小体型認知症研究会・若年認知症研究会代表世話人などを務め、国内外を問わず認知症診療の最前線で臨床医、研究者として携わっている。

© 2011　　　　　　　　　　　　　　　　　　　第1版発行　2011年11月30日

プライマリケア医の
認知症診療入門セミナー

（定価はカバーに表示してあります）

検印省略		
	編　著	小阪　憲司
	発行者	服部　治夫
	発行所	株式会社 新興医学出版社

〒113-0033　東京都文京区本郷6丁目26番8号
電話 03(3816)2853　　FAX 03(3816)2895

印刷　株式会社 藤美社　　ISBN978-4-88002-826-2　　郵便振替 00120-8-191625

- 本書の複製権・上映権・譲渡権・公衆送信権（送信可能化権を含む）は株式会社新興医学出版社が保有します。
- 本書を無断で複製する行為（コピー、スキャン、デジタルデータ化など）は、著作権法上での限られた例外（「私的使用のための複製」など）を除き禁じられています。研究活動、診療を含み業務上使用する目的で上記の行為を行うことは大学、病院、企業などにおける内部的な利用であっても、私的使用には該当せず、違法です。また、私的使用のためであっても、代行業者等の第三者に依頼して上記の行為を行うことは違法となります。
- JCOPY 〈（社）出版者著作権管理機構 委託出版物〉
　本書の無断複写は著作権法上での例外を除き禁じられています。複写される場合は、そのつど事前に（社）出版者著作権管理機構（電話 03-3513-6969、FAX 03-3513-6979、e-mail：info@jcopy.or.jp）の許諾を得てください。